护考应急包

2026

护理学（师）

单科 一次过

专业实践能力 全真模拟试卷与解析

全真模拟试卷（一）

全国卫生专业技术资格考试研究专家组　编写

中国健康传媒集团·北京

中国医药科技出版社

内 容 提 要

本书根据最新考试大纲要求，通过分析历年考试真题，并在研究命题规律的基础上精心编写而成。供考生进行模拟自测，梳理对知识点的掌握程度，顺利通关考试。本套试卷分为试题和答案及解析两大部分，以使学生自测后核对答案更加方便。试卷中题型、题量及题目难易程度与考试真题保持高度一致，考生根据自己未通过的科目选择相应的试卷即可。

图书在版编目（CIP）数据

2026护理学（师）单科一次过全真模拟试卷与解析.专业实践能力 / 全国卫生专业技术资格考试研究专家组编写. -- 北京：中国医药科技出版社，2025.8. --（护考应急包）. -- ISBN 978-7-5214-5492-5

Ⅰ. R47-44

中国国家版本馆CIP数据核字第2025FZ6366号

美术编辑 陈君杞
版式设计 南博文化

出版 **中国健康传媒集团** | 中国医药科技出版社
地址 北京市海淀区文慧园北路甲22号
邮编 100082
电话 发行：010-62227427 邮购：010-62236938
网址 www.cmstp.com
规格 889×1194mm $^1/_{16}$
印张 8
字数 290千字
版次 2025年8月第1版
印次 2025年8月第1次印刷
印刷 北京京华铭诚工贸有限公司
经销 全国各地新华书店
书号 ISBN 978-7-5214-5492-5
定价 **25.00 元**

获取新书信息、投稿、为图书纠错，请扫码联系我们。

编委会

主　编　王　舟

编　者（以姓氏笔画为序）

王　舟　王海涛　王海燕　白　云

成晓霞　李清世　吴　玲　张杰一

罗艳萍　袁　帅　贾清华　唐秋菊

鲁　林　路　兰　蔡秋霞　谭初花

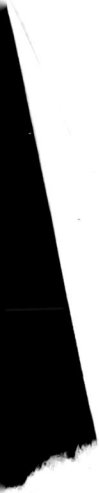

试题部分

一、以下每一道考题下面有A、B、C、D、E五个备选等案，请从中选择一个最佳答案，并在答题卡上将相应题号的相应字母所属的方框涂黑。

1.下列属于易燃易爆，应单独存放，远离明火的药品是
   A.维生素C
   B.肾上腺素
   C.乙醇
   D.氨茶碱
   E.胰岛素

2.关于氧气雾化吸入法的注意事项，叙述错误的是
   A.湿化瓶内勿放水
   B.操作时严禁接触烟火
   C.患者在吸入的同时应做深吸气
   D.雾化器内的药液不超过规定刻度
   E.吸入毕，先关闭氧气开关，再取出雾化器

3.护士在执行PICC过程中发现手套破损，此时应
   A.用无菌纱布覆盖破损处
   B.用消毒液消毒破损处
   C.用胶布粘贴破损处
   D.加戴一副手套
   E.立即更换手套

4.控制医院感染的关键措施不包括
   A.隔离传染源
   B.保护易感人群
   C.切断传播途径
   D.加强预防性用药
   E.定期进行消毒灭菌效果监测

5.用冷或用热超过一定时间，会产生继发效应。冷热疗法适宜的时间为
   A.10~20分钟
   B.20~30分钟
   C.30~40分钟
   D.40~50分钟
   E.50~60分钟

6.护理计划主要是根据下列哪项制订的
   A.检验报告
   B.既往病史
   C.医疗诊断
   D.护理查体
   E.护理诊断

7.被铜绿假单胞菌污染的剪刀，其消毒灭菌步骤是
   A.与其他器械先浸泡消毒后，再分别清洁灭菌
   B.清洁后用燃烧灭菌法灭菌
   C.彻底清洗后，用紫外线灯管消毒法消毒
   D.先用化学消毒剂浸泡消毒，再用高压蒸气灭菌
   E.灭菌、清洁，再灭菌

8.在护理程序中，指导护理活动的思想核心是
   A.以完成护理工作内容为中心
   B.以医院管理的重点任务为中心
   C.以维护医护人员的利益为中心
   D.以执行医嘱为中心
   E.以护理的服务对象为中心

9.常见的引起假膜性肠炎的肠道细菌有
   A.铜绿假单胞菌
   B.白色念珠菌
   C.肺炎杆菌
   D.难辨梭状芽孢杆菌
   E.大肠埃希菌

10.患者女，18岁，舞蹈演员。因车祸致双下肢粉碎性骨折入院。经诊治病情稳定，但情绪低落，少与人交往，时常望着腿暗自流泪。她目前未能满足的需要是
   A.身体安全需要
   B.自尊需要
   C.基本生理需要
   D.自我实现需要
   E.爱与归属需要

11.患者男，31岁。被确诊为糖尿病，他努力调整自己的心态去接受患病的事实，此种适应属于
   A.生理适应
   B.心理适应
   C.文化适应
   D.社会适应
   E.技术适应

12.小李是大学四年级的学生，因肺结核住院，面临毕业与考研的压力，他时常表现出烦躁不安、沮丧和焦虑，你判断是源于
   A.患者角色行为缺如

1

B.患者角色行为强化

C.患者角色行为消退

D.患者角色行为冲突

E.患者角色行为退化

13.患者男，43岁。右下腹疼痛难忍2小时。经检查诊断为急性阑尾炎，急诊行阑尾切除术。手术顺利，术后第7天，发现伤口有淡黄色液体渗出。手术医师告知此系缝合切口的羊肠线不为人体组织吸收所致，在临床中较为少见。经过近1个月的后续治疗，患者痊愈出院。根据《医疗事故处理条例》规定，该患者近1个月后才痊愈这一客观后果，应当属于

A.一级医疗事故

B.二级医疗事故

C.三级医疗事故

D.因不可抗力而造成的不良后果

E.因患者体质特殊而发生的医疗意外

14.肠套叠病人的粪便呈

A.鲜红色便

B.果酱样便

C.暗红色便

D.柏油样便

E.陶土色便

15.可出现尿频、尿急、尿痛的病人是

A.急性肾炎

B.膀胱结核

C.膀胱炎症

D.妊娠压迫

E.膀胱造瘘

16.容易潮解的口服药物是

A.硝酸甘油

B.阿司匹林

C.安定

D.胃蛋白酶

E.酵母片

17.灌肠前后分别排便一次在体温单上的记录方法是

A.11/E

B.1

C.1/2E

D.2/E

E.2

18.发生青霉素过敏性休克时，临床常最早出现的症状是

A.皮肤瘙痒、呼吸道症状

B.发绀、面色苍白

C.腹痛、腹泻

D.四肢麻木，头晕眼花

E.烦躁不安，血压下降

19.患者男，26岁。因患白血病住院治疗。为增加其机体抵抗力，可给予输入的血液制品是

A.洗涤红细胞

B.白细胞浓缩悬液

C.血小板浓缩悬液

D.库存血

E.新鲜血

20.关于使用紫外线灯管消毒法，描述**错误**的是

A.定时监测灭菌效果

B.消毒时间从紫外线灯亮可开始计时

C.照射时病人须戴防护镜、穿防护衣

D.可用乙醇棉球擦拭，以保持灯管清洁

E.用于室内空气消毒时，距离小于2米，时间30~60min

21.护士与昏迷患者间适用的关系模式是

A.被动参与型模式

B.共同参与型模式

C.指导-被动型模式

D.指导-合作型模式

E.主动-被动型模式

22.禁忌乙醇擦拭的部位是

A.足底

B.肘窝

C.腹股沟

D.腋窝

E.颈前颌下

23.关于超声雾化吸入的目的，正确的叙述是

A.抑制细胞活性，改善通气

B.减少局部血液，改善通气

C.降低神经细胞兴奋性，改善通气

D.刺激神经末梢，改善通气

E.解除呼吸道痉挛，改善通气

24.患者女，51岁、脑血管意外，经过治疗后病情稳定，但仍遗留下肢运动障碍，行走不便，护士给予下肢功能康复锻炼。根据纽曼的健康系统模式，此种护理干预属于

A.初级预防

B.一级预防

C.二级预防

D.三级预防

E.四级预防

25.患者男，40岁。肝硬化伴肝功能不全。为该患者灌肠

时，**不宜**选用肥皂水的原因是

A.防止发生腹胀

B.防止发生酸中毒

C.减少氨的产生及吸收

D.以免引起顽固性腹泻

E.减少对肠黏膜的刺激

26.关于ROM练习的叙述，正确的是

A.活动时比较两侧关节活动情况

B.每个关节每次做20~30下

C.患者疼痛时加快操作速度

D.每天坚持练习5~10次

E.尽早、频繁ROM练习

27.关于医院清洁、消毒、灭菌措施的叙述，**错误**的是

A.灭菌是指用物理或化学方法杀灭一切微生物包括芽孢

B.消毒是指用物理或化学方法杀灭除芽孢以外的所有病原微生物

C.清洁可达到杀灭少量病原微生物的效果

D.清洁常常是物品消毒、灭菌的前期步骤

E.清洁是用清水等清除物品表面的污垢、尘埃

28.经启用后不能维持24小时内有效的物品是

A.持续使用的留置导尿引流装置

B.持续进行静脉输液的输液器

C.打开过的无菌溶液瓶

D.铺好的无菌盘

E.开启过的无菌包

29.发生溶血反应时，患者出现黄疸和血红蛋白尿的机制是

A.肾小管内皮细胞坏死脱落，阻塞肾小管

B.血红蛋白遇酸性物质变成结晶体，阻塞肾小管

C.凝集的红细胞溶解，大量血红蛋白散布到血浆中

D.血红蛋白进入肾小管

E.红细胞凝集成团，阻塞部分小血管

30.患者男，37岁。出现向心性肥胖、痤疮、高血压，疑为皮质醇增多症，准备进行尿17-羟皮质类固醇检测。24小时尿中加入浓盐酸的剂量是

A.1~2ml

B.3~4ml

C.5~10ml

D.15~20ml

E.25~30ml

31.罗伊适应模式对四个护理学基本概念的阐述，正确的是

A.健康是一种完整的适应状态

B.人在适应环境变化时无需付出能量

C.护理的目标是促进人在生理功能上的适应

D.人是一个适应系统，具有生物、心理和社会属性

E.人是通过生理调节维持身体平衡而达到适应

32.对3岁以上的儿童评估疼痛的程度时，选择的最佳工具是

A.数学式评估工具

B.描述式疼痛评估工具

C.面部表情疼痛测量图

D.疼痛阈式评估工具

E.文字式评估工具

33.属于社会状况评估的是

A.青霉素过敏史

B.姓名、性别、年龄

C.民族、职业、入院方式

D.入院前性格外向，善于交流

E.经济状况良好，家庭关系和睦

34.护理学基本概念的核心是

A.人

B.环境

C.护理

D.健康

E.病人

35.护士的心理素质**不包括**

A.稳定的情绪

B.良好的忍耐力

C.较强的适应能力

D.较强的实践技能

E.高度的同情心

36.患者男，30岁。因足底外伤，继而发热、惊厥、牙关紧闭呈苦笑面容入院，诊断为破伤风。该患者换下的敷料应

A.焚烧

B.先暴晒后清洗

C.先清洗后消毒

D.先灭菌后清洗

E.先清洗后暴晒

37.做血液气体分析的血标本采集后应密封放置于

A.清洁试管中

B.草酸钾抗凝试管中

C.无菌试管中

D.枸橼酸钠试管中

E.肝素抗凝注射器中

38.护士为病人行导尿术时未用屏风遮挡，导致病人不满而投诉。护士的行为应视为

A.侵权

B.过失犯罪

C.故意犯罪

D.渎职罪

E.疏忽大意

39.为昏迷病人插胃管，为了提高成功率，当胃管插至15cm时将病人头部托起，使下颌靠近胸骨柄，其目的是增大

A.食管通过膈肌弧度

B.环状软骨水平弧度

C.平气管交叉处弧度

D.贲门口水平处弧度

E.咽喉部通道的弧度

40.慎独修养属于护士素质中的

A.心理素质

B.体态素质

C.专业素质

D.科学文化素质

E.思想道德素质

41.使用燃烧法对无菌持物钳进行消毒灭菌需要的时间是

A.5s

B.10s

C.15s

D.20s

E.60s

42.南丁格尔创建世界上第一所护士学校的时间是

A.1840年

B.1854年

C.1860年

D.1888年

E.1890年

43.关于ROM练习的叙述，正确的是

A.尽早、频繁ROM练习

B.每天坚持练习5~10次

C.患者疼痛时加快操作速度

D.每个关节每次做20~30下

E.活动时比较两侧关节活动情况

44.青霉素过敏性休克，呼吸道阻塞的临床表现**不包括**

A.喉头水肿

B.支气管痉挛

C.胸闷、气促

D.呼吸困难

E.血压下降

45.患者男，18岁。因癫痫发作突然跌倒。首要的急救步骤是

A.口对口人工呼吸

B.胸外心脏按压

C.氧气吸入

D.应用简易呼吸器改善呼吸状态

E.清除呼吸道分泌物

46.当怀疑或发现压力源存在而尚未发生压力反应时，应采取的预防级别是

A.一级预防

B.二级预防

C.三级预防

D.四级预防

E.五级预防

47.南丁格尔指出："护理使千差万别的病人都能达到治疗康复的最佳身心状态，这本身就是一项最精细的艺术"。其理论思想是

A.护理是助人的活动

B.护理是科学与艺术的结合

C.照顾是护理的核心和永恒的主题

D.护理是一门专业，一门技术

E.护理是一个过程，其方法是护理程序

48.为女患者行导尿术，第二次消毒尿道口及小阴唇的顺序为

A.自上而下，外→内→外

B.自上而下，内→外→内

C.自下而上，外→内→外

D.自下而上，内→外→内

E.尿道口外螺旋式消毒2次

49.中医五脏指的是

A.心、肝、脾、胆、胃

B.脾、胆、大肠、膀胱、肺

C.肝、胆、胃、大肠、小肠

D.心、肝、脾、肺、肾

E.大肠、小肠、三焦、肾、心

50.患者女，32岁。因咳嗽、咯血1个月，诊断为肺结核，收住入院。下列隔离措施**错误**的是

A.可与另一位肺结核患者住同一间病房

B.通向外面的窗户关闭，通向过道的门窗打开，有利于通风

C.医护人员进入病房需要戴口罩

D.患者口鼻分泌物需经消毒后方可丢弃

E.病室内紫外线照射消毒，每天1次

51.患者男，15岁，因车祸急诊入院，经抢救后患者生命体征较为稳定，但伤口疼痛难忍，因没有家属陪伴较为思念家人。此时应优先解决患者的

A.生理需要

B.安全需要

C.爱与归属的需要

D.尊重的需要

E.自我实现的需要

52.按我国对医院的分级管理制度，三级医院的最主要任务是

A.教学

B.科研

C.预防

D.指导

E.医疗

53.应存放在有色瓶中保存的药物是

A.易氧化的药物

B.易潮解的药物

C.易挥发的药物

D.易燃烧的药物

E.易风化的药物

54.患者男，50岁。有吸烟史，咳嗽2个月，咯血或痰中带血2周。X线胸片：左肺上叶有1.5cm×2.0cm病灶。患者入院后入睡困难、易醒。引起该该患者睡眠不佳的主要原因是

A.环境改变

B.焦虑情绪

C.内分泌变化

D.睡眠周期节律破坏

E.病房不能吸烟

55.关于使用紫外线灯管消毒法，**不正确**的叙述是

A.用于室内空气消毒时，距离小于2m，时间30~60min

B.可用酒精棉球常擦拭，以保持灯管清洁

C.照射时病人须戴防护镜、穿防护衣

D.消毒时间从紫外线灯亮开始计时

E.定时监测灭菌效果

56.小儿头皮静脉穿刺如果误入动脉，局部可表现为

A.无大变化

B.充血、发绀

C.条索状红线

D.苍白、水肿

E.呈树枝分布状苍白

57.患者男，21岁。出国留学，由于语言不适应，从出国第一天就感到胃部不适，没有食欲，但进行胃镜检查结果显示正常，造成该患者出现身体症状的压力源属于

A.生理性

B.物理性

C.心理性

D.社会性

E.文化性

58.患者女，55岁。胆结石，拟于次日在硬膜外麻醉下行胆囊切除手术。目前患者病情稳定，术前准备工作已做好，但仍焦虑不安，忧郁。这是因为未能满足患者的

A.生理需要

B.安全的需要

C.爱与归属的需要

D.尊重的需要

E.自我实现的需要

59.自我满足的主观感觉其概念是指

A.休息

B.安详

C.睡眠

D.放松

E.舒适

60.休克病人留置导尿管最主要的目的是

A.保持床单位清洁干燥，使病人舒适

B.引流尿液，促进有毒物质的排泄

C.收集尿标本，做细菌培养

D.避免尿液潴留在膀胱内

E.测尿量及比重，了解肾血流灌注情况

61.股动脉注射拔针后，局部加压时间为

A.1~2min

B.3~5min

C.5~10min

D.10~12mm

E.12~15min

62.接皮亚杰的观点，以自我为中心，单方面考虑问题的儿童处于

A.感觉运动期

B.前运思期

C.具体运思期

D.形式运思期

E.运思期

63.下列属于格拉斯哥昏迷评分表（Glasgow Coma Scale GCS）项目的是

A.呼吸强弱

B.语言反应

C.血压情况

D.体温情况

E.皮肤反应

64.已打开过而未被污染的无菌包，其有效使用时间为

A.4h

B.8h

C.12h

D.16h

E.24h

65.患者男，23岁。不慎致皮肤外伤10天，自己处理不当导致皮损部位感染，局部有大量渗液。该患者局部用药适宜选择的药物制剂为

A.溶液

B.软膏

C.粉剂

D.糊剂

E.搽剂

66.患者女，65岁，患过敏性哮喘，经积极治疗后痊愈，但该患者仍然不肯出院，事事需要护士帮助。这种角色适应不良的情况属于

A.角色行为冲突

B.角色行为强化

C.角色行为缺如

D.角色行为异常

E.角色行为消退

67.下列预防溶血反应的措施，**不正确**的是

A.认真做好血型鉴定和交叉配血试验

B.严格执行血液保存规定

C.输血前肌注异丙嗪

D.严格执行查对制度

E.血液不能加温、振荡

二、以下提供若干组考题，每组考题共同使用在考题前列出的A、B、C、D、E五个备选答案。请从中选择一个与考题关系最密切的答案，并在答题卡上将相应题号的相应字母所属的方框涂黑。每个备选答案可能被选择一次、多次或不被选择。

（68~69题共用备选答案）

A.蛲虫

B.阿米巴原虫

C.细菌性痢疾

D.弓形虫

E.疟疾

68.患者睡前或清晨起床前，将透明胶带贴于肛门周围处是检查

69.需要将便器加温至接近人体的体温，排便后标本连同便盆立即送检的是检查

（70~71题共用备选答案）

A.有关个人对生活环境反应的判断

B.有关个人对医疗技术反应的判断

C.关于个人、家庭、社区对健康问题反应的判断

D.个人身体病理生理变化的判断

E.有关个人对生命照顾反应的判断

70.护理诊断阐述的是

71.医疗诊断阐述的是

（72~73题共用备选答案）

A.30℃~40℃

B.40℃~45℃

C.45℃~50℃

D.50℃~60℃

E.60℃~70℃

72.湿热敷的水温是

73.热水坐浴的水温是

（74~76题共用备选答案）

A.1~3小时

B.2~4小时

C.12~16小时

D.20小时

E.24小时

74.尸僵出现的时间是患者死亡后

75.尸斑出现的时间是患者死亡后

76.尸体腐败出现的时间是患者死亡后

（77~78题共用备选答案）

A.干烤法

B.燃烧法

C.日光暴晒法

D.臭氧灭菌法

E.微波消毒灭菌法

77.油剂灭菌适宜的方法是

78.病理标本处理适宜的方法是

（79~80题共用备选答案）

A.30℃

B.33℃

C.36℃

D.39℃

E.42℃

79.取下头部冰袋的条件是全身用冷30min，所测体温应低于

80.用冰槽进行头部降温，肛温不应低于

（81~82题共用备选答案）

A.全补偿系统

B.部分补偿系统

C.支持–教育系统

D.预防系统

E.帮助系统

81.根据自理模式理论，对糖尿病患者行护理时应采用

82.根据自理模式理论，对昏迷患者进行护理时应采用

（83~84题共用备选答案）

    A.200U

    B.150IU

    C.200IU

    D.2500U

    E.5000U

83.青霉素皮试液每毫升含青霉素

84.破伤风抗毒素皮试液每毫升含破伤风抗毒素

    三、以下提供若干个案例，每个案例下有若干个考题，请根据提供的信息，在每题的A、B、C、D、E五个备选答案中选择一个最佳答案，并在答题卡上按照题号，将所选答案对应字母的方框涂黑。

（85~86题共用题干）

    患者男，33岁。左踝部关节扭伤3天，左脚背擦伤，行温水浸泡。

85.该患者进行温水浸泡时，**不妥**的是

    A.浸泡盆可反复使用

    B.水温保持在43℃~46℃

    C.调节室温

    D.暴露患处，取坐姿

    E.用无菌纱布清洁创面

86.患者浸泡部位有伤口，护士在操作过程中，应尤其注意的是

    A.伤口处敷以鱼石脂软膏

    B.屏风遮挡患者

    C.关闭门窗、注意保暖

    D.保持床单位清洁

    E.运用无菌操作技术

（87~89题共用题干）

    患者女，52岁。因上腹部疼痛，剧烈难忍，以"急性肾绞痛"急诊入院。责任护士向患者询问病史，准备书写护理病历。

87.此时影响有效沟通的因素中，属于个人因素的是

    A.患者的疼痛

    B.沟通距离

    C.人际关系

    D.同室患者

    E.医生的诊断

88.此时的护患沟通大多为

    A.一般性沟通

    B.事务性沟通

    C.分享性沟通

    D.共鸣性沟通

    E.情感性沟通

89.此时为不增加患者的痛苦，护士应

    A.尽量缩短交谈时间

    B.提供宣泄情感的机会

    C.运用非语言沟通技巧

    D.使用幽默技巧

    E.严格按拟定的提纲进行谈话

（90~91题共用题干）

    患儿男，3岁。因手足口病入院，某日出现肺水肿，护士协助医生及时接上呼吸机。

90.医院用品的危险性是指物品污染后对人体造成危害的程度。呼吸机管道属于

    A.极度危险性物品

    B.高度危险性物品

    C.中度危险性物品

    D.低度危险性物品

    E.无危险性物品

91.呼吸机管可选用的消毒方法是

    A.干烤

    B.日光曝晒

    C.紫外线灯管照射

    D.含氯消毒剂溶液浸泡

    E.洗必泰溶液浸泡

（92~94题共用题干）

    患者男，40岁。因摔伤头部致昏迷1小时急诊入院。查体：心率86次/分，血压138/80mmHg，呼吸20次/分。诊断为脑挫裂伤、右侧急性硬膜下血肿、右侧硬膜外血肿、颅骨骨折。入院后在全麻下行颞顶枕开颅颅内血肿清除术。术后第1天患者呈深昏迷状态，眼睑不能闭合。气管插管内可见较多分泌物。遵医嘱给予吸痰。

92.吸痰操作中注意事项正确的是

    A.调节负压，不可超过40kPa，以免造成黏膜损伤

    B.严格无菌操作

    C.吸痰时间不少于15s

    D.吸痰前给予生理盐水5ml注入气管插管内

    E.吸痰玻璃接管在每次吸痰后进行更换

93.该患者促进痰液排出的方法，**不正确**的是

    A.叩背

    B.肺部物理治疗

    C.体位引流

    D.吸痰

    E.雾化吸入

94.该患者的护理措施，**不正确**的是

A.密切观察病情，做好抢救准备

B.眼睑处用干无菌纱布覆盖

C.保持呼吸道通畅

D.每日口腔护理2次

E.每2小时为患者翻身一次

（95~98题共用题干）

患者男，41岁。自感心前区不适前来就诊，就诊过程中突然倒地，意识丧失。

95.对该患者进行一般情况的观察，内容**不包括**

A.面容与表情

B.特殊检查和治疗

C.皮肤与黏膜

D.姿势与步态

E.饮食与营养

96.基本生命支持步骤是

A.胸外心脏按压、开放气道、人工呼吸

B.病情估计、人工呼吸、胸外心脏按压

C.人工呼吸、胸外心脏按压、药物治疗

D.开放气道、人工呼吸、心脏除颤

E.人工呼吸、胸外心脏按压、心脏除颤

97.单人行人工呼吸与胸外心脏按压的比例是

A.1：5

B.5：1

C.2：30

D.15：2

E.1：15

98.危重病人应首先观察的是

A.有无脱水

B.生命体征变化

C.意识状态的变化

D.大小便情况

E.肢体活动情况

（99~100题共用题干）

患者男，52岁，高血压合并脑出血。现突然陷入深度昏迷，出现高热、小便失禁等，准备给予留置导尿。

99.患者尿失禁可能属于

A.真性尿失禁

B.假性尿失禁

C.压力性尿失禁

D.急迫性尿失禁

E.功能性尿失禁

100.导尿操作中为固定导管，应向导管气囊注入

A.空气

B.蒸馏水

C.注射用水

D.生理盐水

E.无菌生理盐水

答案与解析

序号	1	2	3	4	5	6	7	8	9	10
答案	C	E	E	D	B	E	E	E	D	D
序号	11	12	13	14	15	16	17	18	19	20
答案	B	D	E	B	C	E	A	A	B	B
序号	21	22	23	24	25	26	27	28	29	30
答案	E	A	E	D	C	A	C	D	C	C
序号	31	32	33	34	35	36	37	38	39	40
答案	D	C	E	A	D	E	E	A	E	E
序号	41	42	43	44	45	46	47	48	49	50
答案	D	C	E	E	E	A	B	B	D	B
序号	51	52	53	54	55	56	57	58	59	60
答案	A	E	A	B	D	E	E	E	B	E
序号	61	62	63	64	65	66	67	68	69	70
答案	C	B	B	E	A	B	C	A	B	C
序号	71	72	73	74	75	76	77	78	79	80
答案	D	D	B	A	B	E	A	B	D	A
序号	81	82	83	84	85	86	87	88	89	90
答案	C	A	A	B	A	E	A	B	A	C
序号	91	92	93	94	95	96	97	98	99	100
答案	D	B	C	B	B	A	C	B	A	E

1.解析：易燃易爆的药物：如乙醇、环氧乙烷等，应单独存放，密闭瓶盖置于阴凉处，并远离明火。

2.解析：氧气雾化吸入完毕，应先取出雾化器，再关闭氧气开关。

3.解析：护士在执行PICC过程中发现手套破损，应立即更换无菌手套。

4.解析：加强预防性用药，不能有效的控制医院感染的发生几率，应合理使用抗生素。

5.解析：冷、热治疗一般以20~30分钟为宜，如需反复使用，中间必须给予1小时的休息时间。

6.解析：护理计划是将护理诊断、目标、措施等各种信息按一定规格组合而形成的护理文件，大致包括日期、护理诊断、预期目标、护理措施、效果评价等内容。护理诊断是制订护理计划的主要依据。

7.解析：铜绿假单胞菌感染属于感染性疾病，患者使用过的物品消毒的过程应该是消毒或灭菌、清洗、再次消毒或灭菌。

8.解析：在护理程序中，指导护理活动的思想核心是以护理的服务对象为中心（即以人为中心）。这一核心体现了整体护理的理念，强调护理活动需围绕服务对象的健康需求展开。

9.解析：长期应用抗生素治疗者应注意假膜性肠炎的发生。假膜性肠炎是主要发生于结肠的急性黏膜坏死性炎症，患者粪中分离出的难辨梭状芽孢杆菌，能产生具有细胞毒作用的毒素（是重要的致病因素）和肠毒作用的毒素。故选D。

10.解析：根据马斯洛需要层次理论，人的基本需求可由低到高分为生理的需要、安全的需要、爱与归属的需要、

9

自尊的需要、自我实现的需要等5个层次。其中，自我实现的需要是指在充分发挥个体的能力和潜力基础上，力求实现自身的愿望、理想和抱负，并能从中得到满足。该患者为舞蹈演员，现双下肢骨折，对继续从事跳舞职业的影响较大，故目前未能满足自我实现的需要。故选D。

11.解析：文化和社会适应可表现在去学习更多关于疾病的知识，以便改善和提高生活质量。该患者努力调整自己的心态去接受患病的事实，属于心理适应。故选B。

12.解析：患者角色行为冲突是指患者在适应病人角色过程中，与其患病前的各种角色发生心理冲突而引起的行为不协调。小李患病与毕业、考研之间存在冲突，符合角色行为冲突。故选D。

13.解析：缝合切口的羊肠线通常会被人体组织所吸收，上述阑尾炎患者手术后伤口有淡黄色液体渗出，是由于患者特殊体质导致羊肠线不被人体组织吸收所致，临床中较为少见，因此不构成医疗事故。

14.解析：肠套叠病人血液与粪质混合会使粪便呈果酱样。

15.解析：尿频、尿急、尿痛是膀胱刺激征的主要表现，主要见于膀胱及尿道感染。

16.解析：酵母片易潮解，应干燥保存。

17.解析：灌肠以"E"表示，灌肠后排便以E做分母，排便次数做分子表示，1 1/E表示自行排便一次，灌肠后排便一次。

18.解析：青霉素过敏性休克时，最早出现的症状是皮肤瘙痒、呼吸道症状。

19.解析：白细胞浓缩悬液是新鲜全血经离心后取其白膜层的白细胞，适用于粒细胞缺乏伴严重感染的病人。白血病患者因成熟粒细胞缺乏，患者容易并发感染，因此应输入白细胞浓缩悬液。

20.解析：紫外线的消毒时间须从灯亮5~7分钟后开始计时。

21.解析：主动-被动型模式适用于昏迷、全身麻醉未清醒患者、婴儿、精神性疾病等患者。

22.解析：酒精擦拭的禁忌部位包括枕后、心前区、腹部、足底。

23.解析：超声雾化吸入法的特点是雾滴小而均匀，可湿化气道，解除呼吸道痉挛，改善通气功能。

24.解析：三级预防是指经积极治疗后个体达到相当程度的稳定性，为彻底康复，减少后遗症而采取的干预。脑血管意外后下肢功能障碍给予康复锻炼即为三级预防。

25.解析：肝硬化患者禁用肥皂水灌肠，以减少氨的产生和吸收，避免诱发肝性脑病。

26.解析：ROM练习是指根据每一特定关节可活动的范围来对此关节进行屈曲和伸展的运动。活动受限病人应尽快开始ROM练习，每天进行2~3次，病人出现疼痛、痉挛、疲劳或抵抗反应时应停止操作。活动时比较双侧关节活动情况，了解原来关节活动程度。每个关节每次有节律地做5~10次完整的ROM练习。

27.解析：清洁是指清除物品上的一切污秽，如血迹、分泌物、油脂、污垢等。通过机械冲刷，可将物体上细菌污染数量降低，但并不能杀灭病原微生物。

28.解析：铺好的无菌盘4小时内有效。

29.解析：溶血反应时，由于红细胞发生溶解，大量血红蛋白散布到血浆中，出现黄疸和血红蛋白尿（酱油色）。

30.解析：进行尿17-羟皮质类固醇检测时，24小时尿液中应加入5~10ml的浓盐酸，主要作用是使尿液保持在酸性环境中，防止尿液中激素被氧化。

31.解析：罗伊认为：健康是个体成为一个完整和全面人的状态和过程（A错误）；人在适应环境变化时要不断与环境进行信息物质和能量的交换（B错误）；护理的目标是促进人在四个适应层面上的适应性反应（C错误）；人是一个适应系统，具有生物、心理和社会属性（D正确）；人通过生理调节器与认知调节器共同维持身体平衡（E错误）。

32.解析：面部表情测量法适用于急性疼痛者、老人、小儿、文化程度较低者、表达能力丧失者及认知功能障碍者，其优点是简单、直观、形象、易于掌握、不需要任何附加设备。

33.解析：经济状况良好，家庭关系和睦属于社会状况评估的内容。

34.解析：护理学的四个基本概念分别是人、健康、环境、护理，其中这四个概念的核心是人。

35.解析：较强的实践能力属于护士专业素质的范畴。

36.解析：破伤风、气性坏疽、铜绿假单胞菌等特殊感染患者的敷料及病理标本的灭菌处理方法是选择直接焚烧。本题选A。

37.解析：血气分析的血标本采集后应密封放置于肝素抗凝注射器中，避免凝血。

38.解析：护士为病人实施导尿术时未用屏风遮挡，该行为属于侵权行为，侵犯了病人的隐私权。

39.解析：为昏迷病人插胃管，当胃管插至15cm时，应将病人头部托起，使下颌靠近胸骨柄，其目的是增大咽喉部通道的弧度，以便于胃管顺利插入。

40.解析：护士的思想道德素质是指：热爱祖国，热爱人民，热爱护理事业，有为人类健康服务的奉献精神；具有高尚的道德品质、较高的慎独修养、正确的道德行为，自爱、自尊、自强、自律；能够正视现实、面向未来，追求崇高的理想，忠于职守，救死扶伤，廉洁奉公，实行革命的人道主义精神。

41.解析：紧急情况下需要使用无菌持物钳时，可使用燃烧法进行消毒，在火焰上烧灼20秒可达到消毒灭菌的效果。

42.解析：1860年，南丁格尔在英国的圣托马斯医院创办了世界上第一所护士学校。

43.解析：关节活动范围练习，简称ROM练习。ROM练习活动时要比较两侧关节活动情况，了解原来的关节活动程度。活动受限病人应该尽快开始ROM练习，每天进行2~3次。病人出现疼痛、痉挛、疲劳或抵抗反应时，应停止操作。每个关节每次可有节律地做5~10次完整的ROM练习。

44.解析：青霉素过敏性休克的表现：①呼吸系统症状：由喉头水肿、支气管痉挛和肺水肿引起，表现为胸闷、气促、哮喘、呼吸困难等。②循环系统症状：由于周围血管扩张导致有效循环血容量不足引起，表现为面色苍白、冷汗、发绀、脉细弱、血压下降等。③中枢神经系统症状：由于脑组织缺氧引起，表现为头晕、眼花、意识丧失、抽搐、大小便失禁等。④皮肤过敏症状：瘙痒、荨麻疹等。血压下降属于循环系统症状。

45.解析：癫痫发作出现抽搐的病人，首要的急救步骤是清理呼吸道，保持气道通畅、防止窒息。

46.解析：当怀疑或发现压力源确实存在而压力反应尚未发生时，一级预防便可开始。

47.解析：南丁格尔指出："护理使千差万别的病人都能达到治疗康复的最佳身心状态"，这本身就是一项最精细的艺术，其理论思想是"护理是科学与艺术的结合"。

48.解析：为女性患者行导尿术时，第二次消毒顺序为自上而下，内→外→内（尿道口→小阴唇→尿道口）。

49.解析：中医五脏是心、肺、脾、肝、肾的合称。五脏的共同生理特点是化生和贮藏精气。

50.解析：肺结核通过呼吸道传播，通向过道的门窗须关闭，病人离开病室时须戴口罩。

51.解析：患者伤口疼痛，属于生理需要未得到满足；患者住院期间没有家属陪伴，较为思念家人，这属于爱与归属的需要没有得到满足，因此应先解决低层次的生理需要。

52.解析：医院的任务是以医疗工作为中心，在提高医疗质量的基础上，保证教学和科研任务的完成，不断提高教学质量和科研水平，同时做好扩大预防、指导基层和计划生育的技术工作。

53.解析：易氧化和遇光变质的药物应放入有色瓶或避光纸盒内，如维生素C、氨茶碱、盐酸肾上腺素等。

54.解析：患者因咳嗽、咳痰，痰中带血2周入院，入院后胸片显示左肺上叶有病灶，患者因此入睡困难。引起患者睡眠不佳的主要原因是患者担心自己的病情而产生焦虑情绪。

55.解析：紫外线灯管消毒时，消毒的时间应从灯亮后5~7分钟开始计时。

56.解析：小儿头皮静脉穿刺误入动脉，阻力大，局部血管星树枝状突起，颜色苍白，患儿疼痛，尖叫。

57.解析：文化性压力源是指人从一个熟悉的文化环境到另一个陌生的文化环境而出现的紧张、焦虑等不适应反应。上述患者因出国留学语言不适应，而出现胃部不适，食欲下降，但胃镜检查结果正常，考虑为文化性压力引起身体不适。

58.解析：根据题意，患者因担心次日手术安全而产生焦虑不安的情绪反应。因此，护士应首先满足患者安全的需要。

59.解析：舒适是指个体在其环境中保持平静、安宁的精神状态，是身心健康，没有疼痛、没有焦虑、轻松自在的感觉。舒适是自我满足的主观感觉。

60.解析：休克病人留置导尿最主要的目的是监测病人尿量，间接反映肾脏的血流灌注情况。

61.解析：动脉注射及动脉血标本采集完毕，应迅速拔出针头，局部加压止血5~10分钟。

62.解析：前运思期的特点为以自我为中心，观察事物时只能集中于问题的一个方面而不能持久和分类。

63.解析：格拉斯哥昏迷评分表包括睁眼反应、语言反应、运动反应三个方面。

64.解析：已打开过而未被污染的无菌包的有效期为24小时。

65.解析：溶液有清洁、消炎的作用，主要用于急性皮炎伴大量渗液或继发感染时。

66.解析：角色行为强化是指患者安于病人角色，对自我能力表示怀疑，产生退缩和依赖的心理，表现为依赖性增强，对承担其他角色感到恐惧不安。上述哮喘患者经积极治疗后痊愈，但该患者仍然不肯出院，事事需要护士帮助，即属于角色行为强化。

67.解析：输血过程中发生发热反应可遵医嘱给予异丙嗪或肾上腺皮质激素等，不属于预防溶血反应的措施。预防溶血反应的措施包括：认真做好血型鉴定和交叉配血试验，输血前仔细查对，杜绝差错，血液不能加温或用力震荡，以免血液变质。

68.解析：蛲虫常在午夜或清晨爬到肛门处产卵，检查蛲虫时嘱病人睡前或清晨起床前，将透明胶带贴至肛门周围，取下粘有虫卵的透明胶带，粘贴在玻璃片上或将透明胶带对合，立即送检。

69.解析：阿米巴原虫在低温环境下易失去活力，阿米巴痢疾病人留取粪便标本前，应将便器加热至接近人的体温，连同便盆立即送检，以保持阿米巴原虫的活动状态。

70.解析：护理诊断阐述的是个人、家庭、社区对健康问题反应的判断。

71.解析：医疗诊断阐述的对象是对个人身体病理生理变化的判断。

72.解析：热湿敷的水温为50℃～60℃，敷布拧至不滴水，每3～5分钟更换一次敷布，持续15～20分钟。

73.解析：热水坐浴的水温为40℃～45℃，每次15～20分钟。

74.解析：尸僵在死亡后1～3小时出现，4～6小时到达全身，12～16小时达高峰。

75.解析：尸斑在死亡后2～4小时出现，尸斑呈暗红色斑块或条纹，出现在尸体的最低部位。

76.解析：尸体腐败出现的时间是病人死亡后24小时。

77.解析：干烤法是利用特制烤箱进行灭菌，适用于高温下不损坏、不变质、不蒸发的物品，如粉剂、油剂、玻璃器皿及金属制品的灭菌，不适用于塑料制品、纤维织物等的灭菌。

78.解析：烈性传染病、截肢、不需要保留病理诊断的标本要进行焚烧处理。

79.解析：全身冷疗30min，如病人所测体温低于39℃，应取下头部冰袋。

80.解析：用冰槽进行头部降温，肛温应维持在33℃左右，不应低于30℃，以免引起心室颤动。

81.解析：糖尿病为慢性病，病人多数有能力执行或学习一些必需的自理方法，但需护士的帮助，应采用支持–教育系统。

82.解析：昏迷病人无自理能力，应采用全补偿护理系统。

83.解析：青霉素皮试液浓度为每毫升含青霉素200～500U。

84.解析：破伤风抗毒素皮试液浓度为每毫升含150IU的TAT。

85.解析：脚背外伤的病人每次温水浸泡应使用无菌盆浸泡，浸泡盆不可反复使用。

86.解析：浸泡部位若有伤口，浸泡盆、药液及用物必须无菌，浸泡后应用无菌技术处理伤口。

87.解析：影响有效沟通的个人因素包括：生理因素（如年龄、疲劳、疼痛、耳聋等）、情绪状态（如愤怒、焦虑、悲伤等）、知识水平（如文化程度、语言等）、社会背景（如种族、民族、职业等）、个性特征、外观形象等。

88.解析：事务性沟通是一种不掺杂个人意见、判断，不涉及人与人之间关系的一种客观性沟通，如"我曾做过剖宫产手术"、"我今年50岁"等。这一层次的沟通对护士了解病人的病情非常重要。责任护士询问病史即属于事务性沟通。

89.解析：该患者腹部剧烈疼痛，护士在收集资料时，应尽量缩短谈话时间，以免增加病人的痛苦。

90.解析：中度危险性物品是指与完整黏膜相接触，而不进入人体无菌组织内的物品，如胃肠道内镜、气管镜、喉镜、体温表、呼吸机管道、麻醉机管道等。

91.解析：呼吸机管道常用的消毒方法是1000mg/L的有效氯消毒液浸泡30min，用无菌蒸馏水冲洗干净，消毒完成后，晾干装入清洁袋内，干燥保存备用。

92.解析：吸痰时应严格遵循无菌操作原则。

93.解析：体位引流需要安置患者取特殊体位，主要适用于支气管扩张和肺脓肿等病人。该病人病情严重，不宜使用。

94.解析：眼睑不能自行闭合的危重病人应注意眼睛护理，可涂眼药膏或覆盖凡士林油性纱布。

95.解析：一般情况的观察主要包括面容与表情、姿势与体位、皮肤与黏膜、饮食与营养等，特殊检查和治疗除外。

96.解析：基本生命支持的步骤依次为胸外心脏按压→开放气道→人工呼吸。

97.解析：无论是单人还是双人心肺复苏，人工呼吸与胸外心脏按压的比例均为2∶30，即吹气2次，胸外心脏按压30次。

98.解析：生命体征是衡量机体内在活动的一种客观指标，是危重病人病情观察中应优先监测的项目。

99.解析：真性尿失禁又称完全尿失禁，是指排尿失去意识控制或不受意识控制，膀胱内尿液不自主地流出，膀胱始终处于空虚状态。发生的原因是脊髓初级排尿中枢与大脑皮质之间的联系受损，见于昏迷、截瘫等病人。

100.解析：导尿操作中为固定导尿管，应向导管气囊中注无菌生理盐水10～20ml。

2026

护理学（师）

单科 一次过

专业实践能力 全真模拟试卷与解析

全真模拟试卷（二）

全国卫生专业技术资格考试研究专家组　编写

中国健康传媒集团
中国医药科技出版社 ·北京

内 容 提 要

本书根据最新考试大纲要求，通过分析历年考试真题，并在研究命题规律的基础上精心编写而成。供考生进行模拟自测，梳理对知识点的掌握程度，顺利通关考试。本套试卷分为试题和答案及解析两大部分，以使学生自测后核对答案更加方便。试卷中题型、题量及题目难易程度与考试真题保持高度一致，考生根据自己未通过的科目选择相应的试卷即可。

图书在版编目（CIP）数据

2026护理学（师）单科一次过全真模拟试卷与解析. 专
业实践能力 / 全国卫生专业技术资格考试研究专家组
编写. -- 北京：中国医药科技出版社，2025.8. --（护
考应急包）. -- ISBN 978-7-5214-5492-5

Ⅰ. R47-44

中国国家版本馆CIP数据核字第2025FZ6366号

美术编辑　陈君杞
版式设计　南博文化

出版　**中国健康传媒集团** | 中国医药科技出版社
地址　北京市海淀区文慧园北路甲22号
邮编　100082
电话　发行：010-62227427　邮购：010-62236938
网址　www.cmstp.com
规格　889×1194mm $\frac{1}{16}$
印张　8
字数　290千字
版次　2025年8月第1版
印次　2025年8月第1次印刷
印刷　北京京华铭诚工贸有限公司
经销　全国各地新华书店
书号　ISBN 978-7-5214-5492-5
定价　25.00元

获取新书信息、投稿、为图书纠错，请扫码联系我们。

试题部分

一、答题说明：以下每一道考题下面都有A、B、C、D、E五个备选答案。请从中选择一个最佳答案，并在答题卡上将相应题号的相应字母所属的方框涂黑

1.对老年人运动的要求正确的是
A.老年病人应停止运动
B.老年病人可随意运动
C.健康老年人可随意运动
D.健康老年人运动前不用进行评估
E.老年病人根据身体状况选择活动

2.严禁用于静脉注射的药物是
A.5%碳酸氢钠
B.10%氯化钾
C.10%氯化钙
D.10%葡萄糖酸钙
E.50%葡萄糖

3.**不属于**护理理论四个基本概念的是
A.人
B.健康
C.保健
D.环境
E.护理

4.禁忌洗胃的中毒毒物是
A.生物碱
B.重金属
C.浓硫酸
D.安眠药
E.有机磷

5.一级医院指的是
A.农村乡、镇卫生院和城市的街道医院
B.诊治专科疾病而设置的医院
C.全国、省、市直属的市级大医院
D.医学院的附属医院
E.一般市、县医院及省辖区的区级医院

6.强调护患关系在护理中作用的理论是
A.保健系统模式
B.自理模式
C.适应模式
D.人际间关系模式
E.人类基本需要层次理论

7.对危重病人的护理，下列措施正确的是
A.保持平卧，尽量少翻动病人
B.保持病房安静，减少家属探视
C.保持口腔清洁，口腔护理每日2次
D.发现病人心搏骤停，首先通知医生
E.为保护病人自尊，意识丧失者不应使用保护具

8.在大量不保留灌肠过程中，病人突然出现面色苍白、脉速、心慌、气促、出冷汗，剧烈腹痛，正确的处理是
A.嘱病人翻身，变换体位后再灌入
B.退管少许，再稍转动缓慢插入
C.适当放低灌肠筒以减慢流速
D.嘱病人张口呼吸以减轻腹压
E.应立即停止灌肠，及时处理

9.菌尘传播其途径属于
A.空气传播
B.饮食传播
C.生物媒介传播
D.直接接触传播
E.间接接触传播

10.需要时（长期）医嘱的外文缩写是
A.hs
B.qn
C.prn
D.sos
E.St

11.关于尿液颜色的描述，正确的是
A.溶血反应的尿液呈红色
B.脓尿呈酱油色
C.肾病尿液呈黄褐色
D.乳糜尿呈乳白色
E.胆红素尿呈棕红色

12.给病人服用铁剂时，正确的做法是
A.宜饭前服用
B.可用饮水管吸
C.服药后不宜饮水
D.服用前应常规测心率
E.服用茶水可促进其吸收

13.通过分散病人注意力的方法达到消除紧张情绪，减轻疼痛，缓解和促进睡眠的目的，称为

A.控制术

B.松弛术

C.运动治疗

D.无痛治疗

E.心理治疗

14.肠套叠病人的粪便呈

A.鲜红色便

B.果酱样便

C.暗红色便

D.柏油样便

E.陶土色便

15.可出现尿频、尿急、尿痛的病人是

A.急性肾炎

B.膀胱结核

C.膀胱炎症

D.妊娠压迫

E.膀胱造瘘

16.在传染病区内属于半污染区的是

A.值班室

B.配餐室

C.消毒室

D.食堂

E.医护办公室

17.紫外线杀菌作用最强的波段是

A.250~270cm

B.200~275mm

C.250~270mm

D.200~275nm

E.250~270nm

18.最佳健康模式强调的是

A.健康促进与预防疾病

B.治疗疾病与康复护理

C.恢复健康与减轻痛苦

D.维持健康与预防疾病

E.治疗疾病与减轻不适

19.进行尸体护理的做法，**错误**的是

A.撤去治疗用物

B.放低头部

C.装上义齿

D.洗脸闭合眼睑

E.用尸单包裹尸体

20.留24小时尿标本时加入甲醛的作用是

A.固定尿中有机成分

B.防止尿液中的激素被氧化

C.防止尿液被污染变质

D.维持尿液中的化学成分不变

E.防止尿液改变颜色

21.中毒后忌用脂肪类食物的毒物种类是

A.酸性物

B.碱性物

C.敌百虫

D.氰化物

E.灭鼠药

22.戴无菌手套的操作方法，正确的是

A.打开无菌手套袋后检查号码及灭菌日期

B.手套袋的系带缠好后放在手套袋的内面

C.用戴好手套的手捏住另一只手套的内面

D.戴好手套的手保持在腰部以上水平视线范围

E.脱手套时双手分别捏住手套外面翻转脱下

23.肠套叠患儿的大便呈

A.果酱样

B.柏油样

C.白陶土样

D.淡黄色

E.黄褐色

24.服磺胺药需多饮水的目的是

A.减轻服药引起的消化道症状

B.避免结晶析出堵塞肾小管

C.避免头晕头痛等中枢神经系统反应

D.增强药物疗效

E.避免影响造血功能

25.给病人静脉注射时，抽之有回血，无肿胀，但病人有痛感，可能是

A.针头部分阻塞

B.针头滑出血管外

C.针头斜面部分穿透下面血管壁

D.静脉痉挛

E.针头斜面紧贴血管壁

26.乙醇擦浴时所用乙醇的浓度为

A.25%~35%

B.35%~40%

C.40%~45%

D.45%~55%

E.55%~65%

27.最佳健康模式的提出者是

A. Roy

B. Dunn

C. Henderson

D. Orlando

E. Orem

28.氧气雾化吸入时，正确的是

　　A.嘱病人吸气时松开出气口

　　B.氧流量调节至6~8L/min

　　C.湿化瓶内加冷开水1/2瓶

　　D.药液应稀释在10ml以内

　　E.病人呼气时用手指堵住出气管

29.输液中发生肺水肿时吸氧需用20%~30%的乙醇湿化，其目的是

　　A.降低肺泡内泡沫的表面张力

　　B.降低肺泡表面张力

　　C.使痰液易咳出

　　D.消毒吸入的氧气

　　E.使病人呼吸道湿化

30.病人因患有乳腺癌感到悲伤，护士安慰病人时，所采取的合适距离为

　　A.社交距离

　　B.公众距离

　　C.社会距离

　　D.亲密距离

　　E.个人距离

31.护士因自信药物不会出错，没有进行查对，导致错误的药物注入病人体内，造成病人死亡。护士的行为属于

　　A.无过失行为

　　B.疏忽大意

　　C.侵权行为

　　D.过失犯罪

　　E.渎职罪

32.禁用热水坐浴的疾病是

　　A.肛裂感染

　　B.外阴部充血

　　C.会阴疾患

　　D.内痔手术后

　　E.盆腔感染炎症

33.进行尸体护理时，**错误**的是

　　A.穿上尸衣裤并用尸单包裹

　　B.擦净躯体，必要时填塞孔道

　　C.有义齿代为装上

　　D.洗脸，闭合眼睑

　　E.撤去治疗用物，去枕，头部放低

34.属于脂溶性维生素的是

　　A.维生素B_6

B.维生素PP

C.维生素B_1

D.维生素C

E.维生素K

35.腰椎穿刺术后病人出现头痛是因为

　　A.脑部血液循环障碍

　　B.脑代谢障碍

　　C.脑部缺血缺氧

　　D.牵张颅内静脉窦和脑膜

　　E.脑膜受刺激

36.代偿病人自护方面的不足属于奥伦护理系统结构的

　　A.部分补偿系统中护士的活动

　　B.全补偿系统中护士的活动

　　C.部分补偿系统中病人的活动

　　D.支持教育系统中病人的活动

　　E.支持教育系统中护士的活动

37.佩皮劳护患关系形成过程**不包括**

　　A.认识期

　　B.指导期

　　C.确认期

　　D.开拓期

　　E.解决期

38.使用无菌包的方法，**错误**的是

　　A.将无菌包放在清洁、干燥、平坦处

　　B.依次打开包的外角和左右角，最后打开内角

　　C.使用无菌持物钳夹取包内无菌物品，放在准备好的无菌区域内

　　D.如包内物品一次未放完，可将其按原折包好，24小时内可继续使用

　　E.如无菌包潮湿，应先烘干再使用

39.达到分享感觉的最高境界的沟通层次是

　　A.一般性沟通

　　B.分享感觉

　　C.分享个人的想法

　　D.一致性的沟通

　　E.陈述事实的沟通

40.肛管排气操作中，**不恰当**的是

　　A.肛管插入深度为15~18cm

　　B.与肛管相连的橡胶管插入盛水瓶中

　　C.在病人腹部沿顺时针方向作环形按摩

　　D.帮助病人更换体位

　　E.肛管保留1小时以上

41.使用人工呼吸机时潮气量一般为

　　A.1~5ml/kg

B.5~10ml/kg

C.10~15ml/kg

D.15~20ml/kg

E.20~25ml/kg

42.病人，女性，22岁。未婚，宫外孕10周入院。护士在收集资料时可促进有效沟通的措施是

A.在大病房内进行提问，不必回答任何人

B.告诉病人自己对婚外性行为的看法

C.当病人谈话离题时立即打断病人

D.选择在没有其他人员的房间内进行交流

E.用亲密距离进行交流

43.病人，男性，55岁。脑血管意外，长期卧床，无自理能力，根据奥瑞姆的自理模式，这时护士提供的护理应属于的补偿系统是

A.全补偿系统

B.部分补偿系统

C.支持系统

D.教育系统

E.辅助系统

44.病人，女性，24岁。因服毒昏迷不醒，被送入医院急诊室抢救。其家属不能准确地说出毒物名称，此时护士正确的处理方法是

A.请家属立即查清毒物名称后洗胃

B.抽胃内容物送检后用温开水洗胃

C.鼻饲牛奶或蛋清水，以保护胃黏膜

D.生理盐水清洁灌肠，减少毒物吸收

E.禁忌洗胃，待清醒后用催吐法排出毒物

45.病人，女性，80岁。肿瘤晚期，全身极度衰竭，意识有时模糊。为安慰病人，护士与其交流时应使用的距离是

A.亲密距离

B.个人距离

C.社会距离

D.工作距离

E.公众距离

46.控制医院感染的关键措施**不包括**

A.定期进行消毒灭菌效果监测

B.加强预防性用药

C.保护易感人群

D.切断传播途径

E.隔离传染源

47.压力反应警告期的临床表现是

A.血糖减轻

B.呼吸减慢

C.血压下降

D.心跳减慢

E.肌紧张度增加

48.病人臀部肌内注射进针后抽吸有回血，处理措施是

A.无需处理

B.将药物丢弃

C.拔出针头后重新进针

D.将针头向外拔出一点后推注药物

E.将针头插得深一点后推注药物

49.我国将护士教育列入中等护理专业教育的时间是

A.1985年

B.1950年

C.1943年

D.1938年

E.1918年

50.一氧化碳中毒病人需输注的血液制品是

A.纤维蛋白原

B.血小板浓缩悬液

C.白细胞浓缩悬液

D.洗涤红细胞

E.浓缩红细胞

51.伤寒常见的热型是

A.弛张热

B.稽留热

C.体温过低

D.不规则热

E.间歇热

52.大量输注库存血时要防止发生

A.酸中毒和高血钾

B.酸中毒和低血钾

C.低血钾和低血钠

D.碱中毒和高血钾

E.碱中毒和低血钾

53.现场抢救猝死病人的首选方法是

A.简易呼吸器加压人工呼吸

B.仰卧压背和人工呼吸

C.胸外按压和人工呼吸

D.口对鼻人工呼吸

E.口对口人工呼吸

54.关于人成长与发展的叙述，正确的是

A.发展是生命中不可预测的改变

B.人的成长发展是一个连续、匀速进行的过程

C.遗传和环境因素是影响成长与发展的两个最基本因素

D.成长与发展中，生理的发展先于心理的发展

E.人基本的态度、气质、生活方式不会受到婴幼儿期心理社会发展的影响

55.直接输新鲜血100ml需加入3.8%枸橼酸钠溶液的量是
A.25ml
B.20ml
C.15ml
D.10ml
E.5ml

56.**不属于**社区卫生服务特点的是
A.实用性
B.广泛性
C.连续性
D.综合性
E.针对性

57.须考虑舒适和安全两个主要因素的环境是
A.医院物理环境
B.治疗性环境
C.外环境
D.社会环境
E.人文环境

58.密闭式膀胱冲洗术冲洗液滴入膀胱的速度为
A.80~100滴/分
B.60~80滴/分
C.40~60滴/分
D.30~50滴/分
E.20~40滴/分

59.达到分享感觉的最高境界的沟通层次是
A.陈述事实的沟通
B.一致性的沟通
C.分享个人的想法
D.分享感觉
E.一般性沟通

60.按照皮亚杰的观点，以自我为中心，单方面考虑问题的儿童处于
A.后运思期
B.形式运思期
C.具体运思期
D.前运思期
E.感觉运动期

61.病人，男性，65岁，肺心病入院。护士为其进行静脉穿刺，进针时有回血。推药时病人疼痛明显。此时可能出现的问题是
A.针头滑出血管外
B.针头穿透对侧血管壁
C.针头刺破对侧血管壁
D.针头未完全刺入血管内
E.针头未刺入血管内

62.病人，女性，44岁。因车祸致胸部严重外伤入院。病人存在多方面的需要。按照人的基本需要层次论，应首先满足的需要是
A.自我实现的需要
B.爱与归属的需要
C.生理的需要
D.自尊的需要
E.安全的需要

63.病人，男性，57岁。因心肌梗死入院，主管护士评估后确定病人有以下健康问题。应优先解决的是
A.知识缺乏
B.气体交换受损
C.活动无耐力
D.营养失调：低于机体需要量
E.舒适改变：心前区疼痛

64.病人，男性，20岁。因癫痫发作突然跌倒。此时急救的首要步骤是
A.清除呼吸道分泌物
B.应用简易呼吸机
C.氧气吸入
D.胸外心脏按压
E.口对口人工呼吸

65.病人，女性，50岁。计划次日行"胃大部切除术"，今晚辗转反侧，难以入眠。应优先解决的需要是
A.自我实现的需要
B.自尊的需要
C.爱与归属的需要
D.安全需要
E.生理需要

66.脉搏短绌常见于
A.心房颤动的病人
B.主动脉瓣关闭不全的病人
C.主动脉瓣狭窄的病人
D.甲状腺功能减退的病人
E.甲状腺功能亢进的病人

67.在给肝功能不全的病人做特殊口腔护理时发现病人出现肝臭味，提示
A.合并其他腹腔疾病
B.肝昏迷前兆
C.病情无变化

D.病人出现消化不良

E.肝功能逐渐好转

68.病人，男性，36岁，因脑震荡急诊入院已3天，病人
呈睡眠状态，可以唤醒，可以回答问题但有时不正
确，很快又入睡，请判断病人的意识状态是
A.谵妄
B.意识模糊
C.嗜睡
D.昏睡
E.浅昏迷

69.深昏迷病人不能将痰液咳出的主要原因是
A.咳嗽较无力
B.痰液较稀薄
C.吞咽反射消失
D.咳嗽反射消失
E.咳嗽反射迟钝

70.气管内吸痰一次吸引时间不宜超过15秒，其主要原
因是
A.吸痰用托盘暴露时间过久造成细菌感染
B.引起病人刺激性呛咳造成不适
C.吸痰管通过痰液过多易阻塞
D.吸痰器工作时间过长易损坏
E.引起病人缺氧和发绀

71.病人，女性，28岁，左下肢膝关节因车祸进行手术治
疗，术后3个月其左下肢的关节活动需要他人的帮
助，也需要用器械进行。此时左下肢的关节活动能
力是
A.4级
B.3级
C.2级
D.1级
E.0级

72.病人，男性，37岁，出现向心性肥胖、痤疮、高血压，
疑为皮质醇增多症，准备进行尿17-羟皮质类固醇监
测，24小时尿中加入浓盐酸的剂量是
A.1~2ml
B.3~4ml
C.5~10ml
D.15~20ml
E.25~30ml

73.病人，男性，44岁。因食入烙饼，食管静脉破裂出血
约1000ml，输入大量库存血后，出现心率缓慢、手足
搐搦，血压下降、伤口渗血，出现以上症状的有关因
素是

A.血钠降低
B.血钙降低
C.血钙升高
D.血钾降低
E.血钾升高

74.病人，男性，66岁，患糖尿病，不会讲普通话，护士
与其交流时应特别注意使用的沟通技巧是
A.核对
B.倾听
C.提问
D.沉默
E.参与

75.世界上第一所护士学校成立于
A.1840年
B.1850年
C.1860年
D.1888年
E.1912年

二、答题说明：以下提供若干个案例，每个案例下设
若干道考题，请根据所提供的信息，在每一道考题下面的
A、B、C、D、E五个备选答案中选择一个最佳答案，并
在答题卡上将相应题号的相应字母所属的方框涂黑。

（76~78题共用题干）
病人，男性，50岁。主诉头痛、发热、乏力、全身
酸痛、恶心。面色潮红、皮肤干燥、发烫。呼吸音粗糙，
体温38.5℃。

76.属于客观资料的信息是
A.恶心
B.全身酸痛
C.乏力
D.体温38.5℃
E.头痛

77.此病的护理问诊重点是
A.心理和社会状况
B.病人的生活状况和自理程度
C.此次发病的诱因和症状
D.病人的既往病史和家族史
E.病人的文化程度和职业

78.在收集健康资料时，未用到的方法是
A.交谈
B.嗅觉观察
C.听觉观察
D.触觉观察
E.视觉观察

（79~80题共用题干）

病人，男性，22岁。急性阑尾炎合并穿孔，在硬膜外麻醉下行阑尾切除术，术后手术室护士送病人回病室。

79.次日病人体温39℃，主诉切口疼痛难忍，病人应取的体位是
A.头高脚低位
B.半坐卧位
C.端坐卧位
D.右侧卧位
E.仰卧屈膝位

80.向病人解释取上述卧位的目的是
A.使腹腔容积减少，减轻疼痛
B.减轻肺部淤血，减少并发症
C.可减少回心血量，促进局部血液循环
D.可防止炎症扩散和毒素吸收，可减轻疼痛
E.减低切口张力，有利于伤口愈合

（81~83题共用题干）

病人，男性，28岁。暴饮暴食后出现上腹正中刀割样剧痛，不能忍受，并伴有恶心、呕吐。急送至医院，诊断为急性胰腺炎，医嘱：禁食、胃肠减压、肠外营养支持。2周后病情稳定，改为要素饮食，鼻饲提供营养。

81.给该病人要素饮食过程中做法正确的是
A.长期使用时无需补充维生素
B.若停用应逐渐减量
C.鼻饲过程出现恶心立即停用
D.溶液温度应保持在35℃
E.从高浓度、大剂量开始

82.该病人要素饮食的特点不包括
A.肠道直接吸收
B.不需经过消化
C.含大量纤维素
D.营养成分全面
E.营养价值高

83.根据世界卫生组织（WHO）对疼痛程度的分级。该病人的疼痛属于
A.4级
B.3级
C.2级
D.1级
E.0级

（84~85题共用题干）

病人，男性，32岁。在输液过程中突然出现呼吸困难，气促。咳粉红色泡沫样痰，两肺可闻及啰音。

84.可能出现的输液反应是
A.支气管哮喘
B.肺不张
C.肺水肿
D.肺气肿
E.肺栓塞

85.采取的护理措施中，不正确的是
A.必要时四肢轮流结扎
B.遵医嘱给予镇静药物
C.高流量吸氧
D.安慰病人，减轻紧张、恐惧心理
E.立即为病人安置左侧卧位

（86~87题共用题干）

患儿，男，3岁，因手足口病入院，某日出现肺水肿，护士协助医生及时接上呼吸机。

86.医院用品的危险性是指物品污染后对人体造成危害的程度。呼吸机管道属于
A.无危险物品
B.低度危险物品
C.中度危险物品
D.高度危险物品
E.极度危险物品

87.呼吸机管道可采取的消毒方法是
A.洗必泰溶液浸泡
B.含氯消毒剂溶液浸泡
C.紫外线灯管照射
D.日光暴晒
E.干烤

（88~90题共用题干）

患儿，男，7岁。在河边玩耍时不慎溺水窒息。

88.病人被救上岸后，首要的急救步骤是
A.口对口人工呼吸
B.肌内注射呼吸兴奋剂
C.挤压简易呼吸器
D.清除呼吸道异物和分泌物
E.加压给氧

89.对患儿进行心肺复苏技术CAB，其中"B"指的是
A.电击除颤
B.胸外心脏按压
C.药物治疗
D.开放气道
E.人工呼吸

90.如果使用人工呼吸器为患儿进行人工呼吸，挤压一次可进入肺内的空气是
A.1500ml
B.1200ml
C.500ml
D.400ml
E.200ml

三、以下提供若干组考题，每组考题共用A、B、C、D、E五个备选答案。请从中选择一个与问题关系最密切的答案，并在答题卡上将相应题号的相应字母所属的方框涂黑。每个备选答案可能被选择一次、多次或不被选择。

（91~92题共用备选答案）

A.口干、咽痛

B.头痛、失眠

C.胸闷不适

D.肌肉紧张

E.食欲减退

91.病室内湿度过低易引起病人

92.病室内湿度过高易引起病人

（93~94题共用备选答案）

A.禁食

B.半流质饮食

C.流质饮食

D.软质饮食

E.普通饮食

93.疾病恢复期病人宜采用的饮食是

94.急性消化道疾病病人宜采用的饮食是

（95~96题共用备选答案）

A.四级预防

B.三级预防

C.二级预防

D.一级预防

E.初级预防

95.按纽曼的健康系统模式。当怀疑或发现压力源确实存在而压力反应尚未发生时，应采取的预防措施是

96.根据纽曼健康系统模式，护士发现护理对象已出现疾病的症状和体征，应采取的预防措施是

（97~98题共用备选答案）

A.分享个人的想法

B.陈述事实的沟通

C.一致性沟通

D.一般性沟通

E.分享感觉

97.沟通基本层次中最高层次的沟通是

98.沟通基本层次中不掺杂个人意见的客观沟通属于

（99~100题共用备选答案）

A. 20~25cm

B. 15~20cm

C. 10~15cm

D. 7~10cm

E. 6~7cm

99.取粪培养标本时无菌长棉签插入肛门的长度是

100.用10%水合氯醛灌肠时肛管插入肛门至直肠的长度是

答案与解析

序号	1	2	3	4	5	6	7	8	9	10
答案	E	B	C	C	A	D	C	E	A	C
序号	11	12	13	14	15	16	17	18	19	20
答案	D	B	B	B	C	E	E	A	B	A
序号	21	22	23	24	25	26	27	28	29	30
答案	E	D	A	C	C	A	B	B	A	D
序号	31	32	33	34	35	36	37	38	39	40
答案	D	E	E	E	D	A	B	E	D	E
序号	41	42	43	44	45	46	47	48	49	50
答案	C	D	A	B	A	B	E	C	B	E
序号	51	52	53	54	55	56	57	58	59	60
答案	B	A	C	C	D	E	D	B	B	D
序号	61	62	63	64	65	66	67	68	69	70
答案	D	C	E	A	D	A	B	D	D	E
序号	71	72	73	74	75	76	77	78	79	80
答案	B	C	B	A	C	D	D	B	D	E
序号	81	82	83	84	85	86	87	88	89	90
答案	B	C	B	C	E	C	D	D	E	C
序号	91	92	93	94	95	96	97	98	99	100
答案	A	C	D	C	D	C	C	B	E	B

1.解析：老年病人应根据病情严重程度、心肺功能等合理地选择活动。

2.解析：氯化钾严禁静脉推注，以免血钾突然升高引起心搏骤停。

3.解析：护理理论的四个基本概念是人、健康、环境和护理。

4.解析：强腐蚀性毒物如强酸、强碱中毒禁忌洗胃，以免引起胃穿孔。

5.解析：一级医院是指直接向具有一定人口（≤10万）的社区提供医疗、预防、保健和康复服务的基层医疗卫生机构，是提供社区初级卫生保健的主要机构。如农村乡镇卫生院、城市街道医院。

6.解析：佩皮劳的人际间关系模式将重点放在护患关系上，要求在建立护患关系的整个过程中，贯穿和谐的、互相理解的、互相尊重的氛围，才可更广泛地理解病人的问题，并提出切实可行的方法，从而双方才可得到满足和成长的体验。

7.解析：危重病人应经常翻身，避免压疮；鼓励家属探视，给病人提供心理支持；发现病人心搏骤停，应立即开始心肺复苏；为危重病人使用保护用具，防止坠床。

8.解析：灌肠过程中，病人突然出现面色苍白、脉速、心慌、气促、出冷汗，剧烈腹痛，提示肠穿孔，应立即停止灌肠，通知医生及时处理。

9.解析：空气传播：是以空气为媒介，空气中悬浮着带有病原微生物的微粒随气流流动，引起的传播。包括飞沫传播和菌尘传播。

10.解析：长期备用医嘱的外文缩写是"prn"。

11.解析：乳糜尿呈乳白色，多见于丝虫病。

12.解析：口服液体铁剂需使用吸管避免牙齿染黑。为预防或减轻服用铁剂产生的胃肠道反应，应饭后服用，避免铁剂与牛奶、茶、咖啡同服。

13.解析：松弛术是指通过分散病人注意力的方法达到消除紧张情绪，减轻疼痛，缓解和促进睡眠的目的。

14.解析：肠套叠病人血液与粪质混合会使粪便呈酱样。

15.解析：尿频、尿急、尿痛是膀胱刺激征的主要表现，主要见于膀胱炎。

16.解析：半污染区是指有可能被病原微生物污染的区域，如病区走廊、检验室、医护办公室等。

17.解析：紫外线杀菌作用最强的波段是250~270nm。

18.解析：最佳健康模式更多地强调促进健康与预防疾病的保健活动，而非单纯的治疗活动。

19.解析：尸体护理时，为了防止面部淤血变色，头部应垫枕头。

20.解析：留24小时尿标本时加入甲醛的作用是固定尿中有机成分。

21.解析：灭鼠药中毒后忌用脂肪类和碱性食物，以减少毒物的吸收，限制饮水。

22.解析：戴好手套的手应保持在肩以下，腰部以上水平视线范围内，保持手套的无菌状态。

23.解析：肠套叠患儿的大便呈果酱样。

24.解析：磺胺药由肾脏排出，尿少时易析出结晶堵塞肾小管，因此应多饮水。

25.解析：给病人静脉注射时，抽之有回血，无肿胀，但病人有痛感，提示针头斜面部分穿透对侧血管壁。

26.解析：乙醇擦浴的浓度为25%~35%。

27.解析：最佳健康模式是由哈尔伯特·邓恩提出，其更多地是强调促进健康和预防疾病的保健活动，而非单纯的治疗活动。最佳健康模式认为健康仅仅是"一种没有病的相对稳定状态，在这种状态下，人和环境协调一致，表现出相对的恒定现象"。

28.解析：氧气雾化吸入时氧流量一般为6~8L/min，药液应稀释至5ml，氧化瓶内勿放水，以免液体进入雾化吸入器内使药液稀释，雾化时将吸嘴放入口中紧闭嘴唇吸气，用鼻呼气。

29.解析：肺水肿吸氧时湿化瓶内加入20%~30%的乙醇溶液以减低肺泡内泡沫表面的张力使泡沫破裂消散，改善气体交换，减轻缺氧症状。

30.解析：悲伤的患者需要安慰时，应使用亲密距离。

31.解析：过失犯罪是行为人应当预见自己的行为可能发生危害社会的结果，因疏忽大意而没有预见或已经预见但轻信能够避免，以致发生不良结果而构成犯罪。题干中护士行为属于过失犯罪。

32.解析：盆腔急性炎症不宜坐浴，以免引起和加重感染。

33.解析：尸体护理时使尸体仰卧，头下置一软枕，防止面部淤血变色。

34.解析：脂溶性维生素有：VitA、VitD、VitE、VitK。

35.解析：头痛是腰椎穿刺术后最常见的一种并发症，发生机制是由于腰穿放出脑脊液后使颅内血管扩张、充血或静脉窦被牵拉而引起，或是由于放出脑脊液过多造成颅内压减低，使由三叉神经感觉支支配的脑膜及血管组织受牵拉、移位引起头痛。

36.解析：部分补偿系统是指护士和病人共同承担病人的自理活动，在满足自理需要方面都能起主要作用，护士的职责为病人实施一些自护活动，代偿病人在自护方面的不足。

37.解析：佩皮劳护患关系形成过程包括认识期、确认期、开拓期和解决期。

38.解析：无菌包一旦受潮或破损，应立即重新进行灭菌。

39.解析：人际沟通的最高层次是一致性沟通，沟通双方达到分享感觉的最高境界。

40.解析：肛管排气时，肛管保留的时间不宜超过20分钟，以免引起肛门括约肌松弛。

41.解析：使用人工呼吸机时，潮气量的设定依据是10~15ml/kg。

42.解析：上述病人未婚，因宫外孕入院，护士在与病人进行沟通时，应注意保护病人的隐私，因此应选择在没有其他人员的房间内进行交流。

43.解析：全补偿护理系统是指病人没有能力自理，需要护士全面帮助，适用于昏迷病人、意识清醒但无法行动者（如高位截瘫），以及意识不清有一定行动能力者。

44.解析：中毒病人在洗胃前须留取毒物标本进行检验，当毒性物质不明时，洗胃溶液可选用温开水或生理盐水，当毒性物质明确后再采用对抗剂洗胃。

45.解析：病人全身极度衰竭，意识有时模糊，护士可通过使用触摸，近距离地与病人进行交流。

46.解析：加强预防性用药，特别是使用抗生素，会引起机体耐药，不利于控制医院感染。

47.解析：警告期人体主要表现为血糖和血压升高、心跳加速、肌肉紧张度增加等。

48.解析：肌内注射进针后回抽有回血，说明针头刺入血管内，应拔出针头更换注射器后重新进针。

49.解析：1950年第一届全国卫生工作会议将护理教育列为中等专业教育。

50.解析：浓缩红细胞适用于携氧功能缺陷者。

51.解析：伤寒病人体温可恒定地维持在39℃~40℃以上，达数天或数周，24小时内体温波动范围不超过1℃，表现为稽留热。

52.解析：库存血中含有抗凝剂枸橼酸钠，大量快速输入库存血可引起枸橼酸中毒。红细胞破裂后大量钾离子释放，引起高血钾。

53.解析：猝死的病人，护士应立即进行心肺复苏，首先进行胸外心脏按压和人工呼吸。

54.解析：发展是可以预测的；人的成长发展是一个连续、非匀速进行的过程；生理和心理同步发展；人基本的态度、气质、生活方式受到婴幼儿期心理社会发展的影响。

55.解析：直接输血时，每50ml血中加3.8%枸橼酸钠溶液5ml，直接输新鲜血100ml需加入3.8%枸橼酸钠溶液的量是10ml。

56.解析：社区卫生服务具有广泛性、综合性、连续性和实用性的特点。

57.解析：良好的治疗性环境主要考虑的因素是安全和舒适。

58.解析：膀胱冲洗的速度为60~80滴/分。

59.解析：一致性沟通是沟通的最高层次，指沟通双方对语言和非语言性行为的理解一致，达到分享彼此感受的最高境界。

60.解析：皮亚杰把儿童的认知发展分为四阶段，其中前运思阶段已经能使用语言及符号等表达外在事物，以自我为中心，能思维但不合逻辑，不能考虑事物的全面性。

61.解析：针头未完全刺入血管内时，进针时有回血，但部分液体注入皮下组织，可见局部肿胀和疼痛。

62.解析：生理需要是人类最基本的需要，应首先考虑生理需要。

63.解析：心前区剧烈疼痛是最早出现和最突出的症状，因此心肌梗死病人应首先解决的问题是心前区疼痛。

64.解析：癫痫发作时应立即清除口腔分泌物，保持呼吸道通畅，以免发生窒息。

65.解析：病人由于担忧第2天手术的安全而辗转反侧，因此病人安全的需要未得到满足。

66.解析：脉搏短绌常见于心房颤动的病人。

67.解析：肝功能不全的病人出现肝臭味，提示肝昏迷前兆。

68.解析：昏睡是指病人处于持续睡眠状态，但能被言语或轻度刺激唤醒，醒后答非所问，刺激去除后又很快入睡。上述病人属于昏睡。

69.解析：深昏迷病人由于意识障碍，咳嗽反射消失，病人出现排痰困难。

70.解析：气管内吸痰一次吸引时间不宜超过15秒，以免引起病人缺氧。

71.解析：既需要他人的帮助，也需要器械的帮助，属于关节活动能力3级。

72.解析：进行尿17-羟皮质类固醇检测，24小时尿中应加入浓盐酸5~10ml，保持尿液在酸性环境中，防止尿中激素被氧化。

73.解析：大量输血随之输入大量枸橼酸钠，枸橼酸钠尚未氧化即和血中游离钙结合而使血钙下降，病人出现心率缓慢、手足搐搦，血压下降。

74.解析：护士在与不会讲普通话的病人交流时应特别注意使用核对技巧，以确定自己理解的内容与对方想要表达的含义一致。

75.解析：世界上第一所护士学校成立于1860年。

76.解析：客观资料是指由护士观察到的或测量到的信息，体温38.5℃是护士测量到的信息，因此属于客观资料。

77.解析：根据病人主诉及客观体征，已了解现在的健康状况，故问诊的重点应该放在既往病史方面，以全面了解病人的病情情况。

78.解析：嗅觉主要是评估病人呼吸气体的味道，题干中未提到，因此未用到的评估方法是嗅觉观察。

79~80.解析：腹部手术后的病人病情稳定后取半坐位，可减轻腹部切口缝合处的张力，缓解疼痛，促进伤口愈合。因此79题选B，80题选E。

81.解析：要素饮食，停用时应逐渐减量，防止骤停引起低血糖反应。

82.解析：要素饮食的主要特点是由无渣小分子物质组成，不含纤维素，不需经过消化，可直接被肠道吸收，且营养全面，营养价值高。

83.解析：世界卫生组织将疼痛分为3级（重度疼痛）：疼痛剧烈，不能忍受，睡眠严重受干扰，需要用镇痛药。

84.解析：根据症状分析病人出现了循环负荷过重反应即急性肺水肿。

85.解析：病人出现急性肺水肿时，若病情允许，应立即取端坐位，双腿下垂，以减少下肢静脉回流，减轻心脏负担。

86.解析：中度危险物品是指仅与皮肤、黏膜相接触，而不进入无菌组织内部，呼吸机管道与病人呼吸道黏膜接触，因此属于中度危险物品。

87.解析：呼吸机管道可采用含氯消毒剂溶液浸泡进行消毒。

88.解析：对于溺水窒息病人首要的抢救措施是清除呼吸道异物，保持呼吸道通畅。

89.解析：在CPR中"B"为Breathing即人工呼吸。

90.解析：人工呼吸器挤压一次可挤入肺内的空气为500ml。

91.解析：病室湿度过低，蒸发旺盛可使人口干舌燥、咽痛。

92.解析：湿度过高时蒸发作用弱，可抑制出汗，让人感到潮湿、气闷，尿液排出量增加，肾脏负担加重。

93.解析：软质饮食适用于消化功能较差，低热，咀嚼不便，老人、幼儿及术后恢复期病人。

94.解析：流质饮食适用于病情危重，高热，口腔疾患，吞咽困难，大手术后及急性消化道疾患病人。

95.解析：根据纽曼健康系统模式一级预防适用于护理对象系统对压力源没有发生反应时，主要是预防疾病发生，如进行健康宣教，保护易感人群，疾病早期检查等。

96.解析：二级预防适用于压力源已经穿过正常防御线后，人的动态平衡被破坏，出现症状或体征时，主要是早发现、早诊断、早治疗。

97.解析：一致性沟通即共鸣性沟通，是沟通的最高层次。

98.解析：陈述事实的沟通是一种纯工作性质的沟通，沟通的内容只涉及沟通事实，不掺杂个人意见。

99.解析：粪便培养标本采集时，如病人无便意，用长棉签蘸无菌生理盐水溶液，由肛门插入6~7cm，顺一个方向轻轻旋转后退出，将棉签置于培养瓶内。

100.解析：10%水合氯醛用于保留灌肠，起镇静作用，肛管应插入肛门的深度为15~20cm，保留药液在1小时以上。

护考应急包

2026
护理学（师）
单科 一次过

专业实践能力 全真模拟试卷与解析

全真模拟试卷（三）

全国卫生专业技术资格考试研究专家组　编写

中国健康传媒集团·北京

中国医药科技出版社

内 容 提 要

本书根据最新考试大纲要求，通过分析历年考试真题，并在研究命题规律的基础上精心编写而成。供考生进行模拟自测，梳理对知识点的掌握程度，顺利通关考试。本套试卷分为试题和答案及解析两大部分，以使学生自测后核对答案更加方便。试卷中题型、题量及题目难易程度与考试真题保持高度一致，考生根据自己未通过的科目选择相应的试卷即可。

图书在版编目（CIP）数据

2026护理学（师）单科一次过全真模拟试卷与解析.专业实践能力 / 全国卫生专业技术资格考试研究专家组编写. -- 北京：中国医药科技出版社，2025.8. --（护考应急包）. -- ISBN 978-7-5214-5492-5

Ⅰ. R47-44

中国国家版本馆CIP数据核字第2025FZ6366号

美术编辑 陈君杞
版式设计 南博文化

出版 **中国健康传媒集团** | 中国医药科技出版社

地址 北京市海淀区文慧园北路甲22号

邮编 100082

电话 发行：010-62227427 邮购：010-62236938

网址 www.cmstp.com

规格 889×1194mm $^1/_{16}$

印张 8

字数 290千字

版次 2025年8月第1版

印次 2025年8月第1次印刷

印刷 北京京华铭诚工贸有限公司

经销 全国各地新华书店

书号 ISBN 978-7-5214-5492-5

定价 **25.00元**

获取新书信息、投稿、为图书纠错，请扫码联系我们。

试题部分

一、以下每一道考题下面有A、B、C、D、E五个备选答案。请从中选择一个最佳答案，并在答题卡上将相应题号的相应字母所属的方框涂黑。

1.每小时一次的外文缩写是
　A.DC
　B.pc
　C.qh
　D.ac
　E.st

2.在压力理论中，"不祥的预感"属于
　A.生理性压力源
　B.心理性压力源
　C.社会性压力源
　D.物理性压力源
　E.文化性压力源

3.输血注意事项的叙述，**错误**的是
　A.输血时需两人核对无误后方可输入
　B.输入的血液内可根据需要加入药品
　C.如用库存血，必须认真检查库存血质量
　D.如发生严重反应时，应立即停止输血
　E.根据医嘱采集血标本，要求每次只为一位病人采集

4.休克病人留置导尿管最主要的目的是
　A.保持床单位清洁干燥，使病人舒适
　B.引流尿液，促进有毒物质的排泄
　C.收集尿标本，做细菌培养
　D.避免尿液潴留在膀胱内
　E.测尿量及比重，了解肾血流灌注情况

5.用紫外线灯消毒物品时的有效距离和消毒时间分别是
　A.25~60cm、20~30分钟
　B.25~60cm、10~20分钟
　C.25~60mm、20~30分钟
　D.25~60mm、10~20分钟
　E.25~60mm、5~10分钟

6.采用燃烧法消毒搪瓷类容器时，可加入乙醇的浓度是
　A.35%
　B.45%
　C.65%
　D.85%
　E.95%

7.护理程序的最后一个步骤是
　A.评估
　B.计划
　C.诊断
　D.评价
　E.实施

8.极度衰弱、膀胱高度膨胀的病人，导尿时排空膀胱会引起
　A.尿失禁
　B.腹部剧痛
　C.血尿、虚脱
　D.膀胱炎症
　E.尿潴留加重

9.**不属于**护理理论四个基本概念的是
　A.人
　B.健康
　C.保健
　D.环境
　E.护理

10.一般儿童病人输液速度为每分钟
　A.10~15滴
　B.20~40滴
　C.40~60滴
　D.70~80滴
　E.85~90滴

11.精、气血、津液之间相互转化依靠气的
　A.推动作用
　B.温煦作用
　C.防御作用
　D.固摄作用
　E.气化作用

12.属于冷疗的禁忌证的是
　A.牙痛
　B.鼻出血
　C.全身微循环障碍
　D.扁桃体摘除术
　E.软组织扭伤初期

13.病人自己无能力变换体位，卧于他人安置的体位是
　A.主动卧位

B.被动卧位

C.被迫卧位

D.稳定卧位

E.自主卧位

14.使用无菌溶液时应先核对

　　A.瓶盖有无松动

　　B.瓶体有无裂痕

　　C.瓶签各项内容

　　D.溶液有无变色

　　E.溶液有无絮状物

15.容易潮解的口服药物是

　　A.酵母片

　　B.胃蛋白酶

　　C.安定

　　D.阿司匹林

　　E.硝酸甘油

16.接种卡介苗的注射部位为

　　A.三角肌

　　B.股外侧

　　C.三角肌下缘

　　D.前臂掌侧下段

　　E.前臂内侧

17.用冷或用热超过一定时间，会产生继发效应，冷热疗法适宜的时间为

　　A.10~20分钟

　　B.20~30分钟

　　C.30~40分钟

　　D.40~50分钟

　　E.50~60分钟

18.大量输注库存血时要防止发生

　　A.碱中毒和低血钾

　　B.碱中毒和高血钾

　　C.低血钾和低血钠

　　D.酸中毒和低血钾

　　E.酸中毒和高血钾

19.当怀疑或发现压力源存在而尚未发生压力反应时，应采取的预防级别是

　　A.一级预防

　　B.二级预防

　　C.三级预防

　　D.四级预防

　　E.五级预防

20.实施尸体护理的时间为

　　A.病人心跳呼吸停止立即进行

B.病人脑死亡时立即进行

C.家属要求时进行

D.医生下达死亡诊断书后进行

E.病人安葬前进行

21.危重病人眼睑不能闭合时应

　　A.滴氯霉素眼药水

　　B.滴生理盐水

　　C.戴有色眼镜

　　D.覆盖凡士林纱布

　　E.覆盖无菌生理盐水纱布

22.易风化潮解的药物应放在

　　A.阴凉干燥处

　　B.避光纸盒内

　　C.有色瓶中

　　D.密封瓶中

　　E.冰箱冷敷

23.对于丧亲者的护理，**不妥**的是

　　A.认真进行尸体护理

　　B.鼓励家属宣泄感情

　　C.尽力提供经济支持

　　D.进行心理疏导

　　E.对丧亲者随访

24.留24小时尿标本用浓盐酸进行防腐，其作用是

　　A.延缓尿中化学成分分解

　　B.防止尿中激素被氧化

　　C.固定尿液中有机成分

　　D.防止尿液被细菌污染

　　E.防止尿液颜色改变

25.用于改善微循环的胶体溶液是

　　A.中分子右旋糖酐

　　B.代血浆

　　C.5%葡萄糖盐水

　　D.低分子右旋糖酐

　　E.浓缩白蛋白注射液

26.为避免病人出现不可逆转的脑损害，心肺复苏抢救开始的时间应当**不超过**

　　A.4分钟

　　B.6分钟

　　C.8分钟

　　D.10分钟

　　E.15分钟

27.为鼻饲病人灌注食物时，鼻饲液的适宜温度是

　　A.34℃~36℃

　　B.36℃~38℃

　　C.38℃~40℃

D.40℃~42℃

E.42℃~44℃

D.24℃~26℃

E.26℃~28℃

28.护理技术操作前解释的内容**不包括**

A.操作的目的、方法

B.病人需做的准备

C.操作过程

D.给予心理上的安慰

E.感谢病人的合作

29.误服硫酸后，需保护胃黏膜时可选用的溶液是

A.镁乳

B.白醋

C.高锰酸钾

D.过氧化氢

E.碳酸氢钠

30.病人，男性，23岁。脾外伤破裂引起出血约1000ml，输大量库存血后心率减慢，手足抽搐、血压下降、伤口渗血。其原因是

A.血钾升高

B.血钙降低

C.血钙升高

D.血钾降低

E.血钠降低

31.2016年7月23日，护士铺无菌盘时，**不正确**的是

A.所用无菌包的灭菌日期是2016年7月14日

B.打开无菌包后，用无菌持物钳夹取治疗巾

C.打开治疗巾时，手不能触及治疗巾内面

D.铺无菌盘时，不能背对无菌区，更不能有事离开

E.铺好的无菌盘4小时有效

32.在炎症早期用冷疗法的目的是

A.增强新陈代谢和白细胞的吞噬功能

B.降低细胞新陈代谢和微生物活力

C.促进炎症分泌物的吸收和消散

D.物理作用使体内的热通过热传导发散

E.通过传导和蒸发的作用使体温降低

33.医院感染的主要对象是

A.住院病人

B.医生

C.护士

D.探视者

E.陪伴者

34.新生儿病室适宜的温度是

A.16℃~18℃

B.18℃~22℃

C.22℃~24℃

35.病人，女性，68岁。长期卧床，5天未排便，医嘱给予甘油栓通便，下列操作**错误**的是

A.病人取侧卧位，膝部弯曲

B.嘱病人屏气，尽量放松

C.置入后保持侧卧位15分钟

D.将栓剂沿直肠壁朝脐部方向送入6~7cm

E.若栓剂脱出肛门外，应予重新插入

36.属于危险性最大的睡眠失调是

A.睡眠性呼吸暂停

B.发作性睡眠

C.睡眠过度

D.梦游

E.遗尿

37.链霉素过敏试验液0.1ml含链霉素

A.25U

B.150U

C.250U

D.500U

E.2500U

38.在倾听技巧中不可取的是

A.全神贯注

B.集中精神

C.双方保持一定距离

D.双方坐同一高度

E.保持目光持续接触

39.护士在整理病室内的常用药物，对于氨茶碱的保管，正确的方法是

A.加锁保管

B.单独存放

C.存放于冰箱内

D.装在有色的密闭瓶中，置于阴凉处

E.置于阴凉处，并远离明火

40.病人，男性，39岁。吸烟15年，有哮喘家族史，某日与邻居争吵后急性哮喘发作，呼吸困难。根据罗伊的适应理论，该病人面临的主要刺激是

A.情绪变化

B.气温变化

C.缺氧

D.吸烟史

E.家族遗传史

41.属于护理程序中计划阶段的内容是

A.分析资料

B.确定护理诊断

C.确定护理目标

D.实施护理措施

E.评价病人反映

42.病人出于安全的需要，最希望的是

A.由有知识、负责任护士照顾

B.了解有关用药方面的知识

C.家属能够经常来院陪伴

D.尽量不要用药物治疗

E.获得一个安静的休养环境

43.对整体护理的正确理解是

A.服务对象是生病的人

B.贯穿于人生命的全过程

C.为病人提供健康促进服务

D.为病人提供全面帮助和照顾

E.把病人看作统一的功能整体

44.瞳孔呈椭圆形并伴散大，常见于

A.虹膜粘连

B.颅内压增高

C.阿托品中毒

D.青光眼

E.吗啡中毒

45.关于环境与护理的叙述，**不正确**的是

A.人的内环境是指机体各器官功能与调节机制的运转状态

B.人的内环境相对稳定，一般不会随外界环境的变化而变化

C.社会环境是人们为了满足物质和精神文化生活的需要而创设的环境

D.治疗性环境是适合病人恢复身心健康的环境

E.舒适和安全是创设治疗性环境要考虑的主要因素

46.中枢神经系统活动能量的来源是

A.脂肪

B.蛋白质

C.碳水化合物

D.脂肪和碳水化合物

E.碳水化合物和蛋白质

47.病人，男性，42岁。因肺炎住院。治疗后病情有所好转，但这时他的妻子意外骨折，他立即出院去照顾妻子和孩子。他的这种行为是

A.角色行为冲突

B.角色行为缺如

C.角色行为强化

D.角色行为消退

E.角色行为改变

48.病人，男性，25岁。因发热、咳嗽、呼吸困难而住院，病人神志清楚。在收集资料的过程中属于主要来源的是

A.文献资料

B.心理医生

C.病人家属

D.病人本人

E.主治医生

49.病人，女性，35岁。因糖尿病住院治疗，医嘱皮下注射普通胰岛素8U ac，执行时间是

A.上午

B.饭后

C.临睡前

D.饭前

E.必要时

50.病人，男性，32岁。脚底被铁锈色钉刺伤。遵医嘱注射破伤风抗毒素。皮试结果：红肿大于1.5cm，周围红晕达6cm。采用脱敏注射。正确的注射方法是

A.分4等份，分次注射

B.分5等份，分次注射

C.分4次注射，剂量渐减

D.分5次注射，剂量渐增

E.分4次注射，剂量渐增

51.病人，女性，55岁。因外伤入院。病人不能控制排便，多次将大便排在床上。对该病人的护理重点是

A.定时开窗通风，消除不良气味

B.保护肛周皮肤，防止压疮

C.尊重病人，消除心理压力

D.观察粪便性质、颜色与量

E.保证每天摄入足量的液体

52.病人，女性，23岁。急性胃肠炎，腹痛，怕冷，可以在病人腹部

A.放置热水袋

B.湿热敷

C.红外线照射

D.湿冷敷

E.乙醇按摩

53.病人，女性，30岁。因上呼吸道感染就医。在下列采集的资料中，属于客观资料的是

A.感到头痛，乏力2天

B.咽部充血，体温38.1℃

C.感到恶心

D.不易入睡

E.自觉咽痛

54.病人，男性，甲型肝炎住院20天治愈出院，护士为其进行终末消毒处理，**不妥**的做法是
    A.病人洗澡、换清洁衣裤
    B.个人用物经消毒后带出病区
    C.被服及时送洗衣房清洗
    D.室内空气可用喷雾消毒
    E.病床、桌椅用消毒液擦拭

55.病人，女性，32岁。过马路时不慎被汽车撞成右下肢开放性骨折，因失血过多发生休克。入院后应采取的体位是
    A.头高足低位
    B.头低足高位
    C.中凹卧位
    D.去枕仰卧位
    E.俯卧位

56.病人，男性，66岁。诊断为慢性心功能不全。医嘱地高辛0.25mg qd，护士发药前应首先
    A.了解心理反应
    B.测脉率（心率）及脉律（心律）
    C.观察意识状态
    D.测量血压
    E.检查瞳孔

57.病人，男性，15岁。诊断为急性肾炎。为配合治疗，适宜的饮食为
    A.高蛋白、低脂肪饮食
    B.高蛋白、低盐饮食
    C.低蛋白、低脂肪饮食
    D.低蛋白、低盐饮食
    E.低蛋白、低胆固醇饮食

58.病人，男性，64岁。脑血栓昏迷，需插胃管进行鼻饲饮食。插管至15cm时，应注意
    A.使病人头偏向一侧
    B.使病人头向后仰
    C.帮助病人张嘴
    D.使病人下颌靠近胸骨柄
    E.刺激病人做吞咽动作

59.病人，男性，72岁。因胃癌晚期，不能进食，需静脉供给高营养以维持生命采用颈外静脉穿刺法输液，其穿刺部位为下颌角与锁骨上缘中点连线之间
    A.上1/3处
    B.中1/3处
    C.下1/3处
    D.上2/5处

E.下2/5处

60.病人，男性，65岁。肝癌晚期，极度衰弱。此时医护人员应采取的主要措施是
    A.以对症照料为主
    B.以治愈疾病为主
    C.尽量延长病人的生存时间
    D.实施安乐死
    E.放弃一切治疗

61.自安瓿内抽取药液，错误的是
    A.严格执行查对制度
    B.将安瓿尖端药液弹至体部
    C.用砂轮在颈部划一锯痕，折断安瓿
    D.将针头斜面向下放入安瓿内的液面下吸药
    E.吸药时不能用手握住活塞

62.为伤寒病人灌肠时，液体量和高度分别是
    A.300ml，小于30cm
    B.400ml，小于30cm
    C.500ml，小于30cm
    D.600ml，小于20cm
    E.700ml，小于20cm

63.需考虑舒适和安全两个主要因素的环境是
    A.人文环境
    B.社会环境
    C.外环境
    D.治疗性环境
    E.医院的物理环境

64.病人，男性，70岁。头痛后意识不清，呼吸有鼾声，需要鼻饲供给营养，为提高鼻饲插管成功率，操作方法正确的是
    A.插管前将病人的头部前倾
    B.病人头和颈部保持水平线
    C.插管15cm时托起病人头部
    D.插管困难时可做吞咽动作
    E.插管有呛咳时顺势进行插入

65.高热病人体温39.8℃，为其物理降温的最佳措施是
    A.头部置冰袋
    B.酒精擦浴
    C.颈部、腋下及腹股沟置冰袋
    D.头部冷湿敷
    E.头部用冰帽

66.病人，男性，36岁。因脑外伤急诊入院已3天，呈睡眠状态，可以唤醒但随即入睡，可以回答问题但有时不正确。该病人的意识状态是
    A.浅昏迷

B.昏睡

C.嗜睡

D.意识模糊

E.谵妄

67.患儿，男，7岁。近2个月来出现异食癖，喜食煤渣，患儿缺乏的营养素是

A.钙

B.铁

C.镁

D.钾

E.锌

68.病人，男性，26岁。腿部外伤后发展为气性坏疽，为其换药用的剪刀最佳消毒方法是

A.75%酒精浸泡

B.燃烧

C.微波消毒灭菌

D.高压蒸汽灭菌

E.煮沸

69.病人，女性，50岁。因急性支气管炎遵医嘱用青霉素治疗。用药第9日出现发热、关节肿痛、全身淋巴结肿大、腹痛。应考虑为

A.消化系统过敏反应

B.皮肤过敏反应

C.血清病型反应

D.合并流行性感冒

E.注射部位感染致全身反应

70.护士给病人使用热水袋时发生烫伤，根据我国法律，这属于

A.侵权

B.失职

C.过失犯罪

D.直接故意犯罪

E.间接故意犯罪

71.佩皮劳护患关系形成过程**不包括**

A.认识期

B.指导期

C.确认期

D.开拓期

E.解决期

72.病人，女性，40岁。诊断为"伤寒"，拟住院2周，病情处于恢复期，应给予的饮食是

A.低糖饮食

B.少渣饮食

C.高膳食纤维饮食

D.高蛋白饮食

E.要素饮食

73.慎独修养属于护士素质中的

A.心理素质

B.体态素质

C.专业素质

D.科学文化素质

E.思想道德素质

74.指导护士评估病人健康状况，预测病人需要的理论是

A.学习的理论

B.信息交流理论

C.人的基本需要层次理论

D.人、环境、健康与护理的理论

E.疾病系统论

75.按我国对医院的分级管理制度，三级医院的主要任务是

A.教学

B.科研

C.预防

D.指导

E.医疗

二、以下提供若干个案例，每个案例有若干个考题。请根据提供的信息，在每题的A、B、C、D、E五个备选答案中选择一个最佳答案，并在答题卡上按照题号，将所选答案对应字母的方框涂黑。

（76~77题共用题干）

病人，女性，55岁。脑出血后1个月，病人眼睑不能闭合，尿失禁，留置有导尿管，每日给予鼻饲、翻身按摩等护理。

76.对病人眼睛最好的保护措施是

A.滴眼药水

B.热敷眼睑

C.湿纱布覆盖

D.按揉到闭合

E.盖凡士林纱布

77.对留置的导尿管应特别注意做到

A.保持尿管通畅

B.定时膀胱冲洗

C.据情况更换尿管

D.及时倾倒尿袋

E.定期做尿常规检查

（78~79题共用题干）

病人，男性，28岁。因足底外伤，继而发热、惊厥、牙关紧闭呈苦笑面容入院，诊断为破伤风。

78.该病人应采取的隔离种类为

A.接触隔离

B.呼吸道隔离

C.肠道隔离

D.保护性隔离

E.昆虫隔离

79.该病人换下的敷料应

A.先清洗后消毒

B.先灭菌后清洗

C.先清洗后暴晒

D.先暴晒再灭菌

E.焚烧

（80~83题共用题干）

病人，男性，52岁。右心功能不全伴双下肢轻度水肿。

80.该病人应选用的饮食是

A.高热量饮食

B.高蛋白饮食

C.低盐饮食

D.低脂肪饮食

E.无盐低钠饮食

81.对该饮食要求描述正确的是

A.食盐的总量限制在<2g/d

B.可以少量食用腌制品

C.摄入的蛋白质总量为1.5~2.0g/（kg·d）

D.脂肪总量<50g/d

E.除食物中自然含钠量外，不放食盐烹饪

82.该病人禁食的食物是

A.豆制品

B.鸡蛋

C.香肠

D.牛奶

E.鱼

83.半月后，病人双下肢水肿严重，该病人应禁食的食物**不包括**

A.油条

B.挂面

C.皮蛋

D.馒头

E.汽水

（84~85题共用题干）

病人，女性，16岁。急性阑尾炎住院治疗，临近中考，因担心住院影响复习和考试，忧心忡忡，不能安心休养，不利于身体康复。

84.此时病人出现了角色适应中的

A.角色行为缺如

B.角色行为冲突

C.角色行为强化

D.角色行为消退

E.角色行为紊乱

85.目前影响该病人角色适应的主要因素是

A.医院制度

B.疾病的性质

C.症状的可见性

D.疾病的严重程度

E.病人的社会特征

（86~87题共用题干）

病人，男性，56岁。胃癌术后3个月。病人出现背部疼痛，活动时加重，不能忍受，要求用镇痛剂。

86.该病人疼痛级别属于

A.0级

B.1级

C.2级

D.3级

E.4级

87.该病人护理措施，**错误**的是

A.松弛术

B.心理护理

C.针灸治疗

D.适度运动

E.给予麻醉性止痛药物

三、以下提供若干组考题，每组考题共同使用在考题前列出的A、B、C、D、E五个备选答案。请从中选择一个与考题关系最密切的答案，并在答题卡上将相应题号的相应字母所属的方框涂黑。每个备选答案可能被选择一次、多次或不被选择。

（88~89题共用备选答案）

A.0.5小时

B.1小时

C.1.5小时

D.2小时

E.3小时

88.超声雾化吸入器连续使用时，中间需间隔的时间是

89.手压式雾化吸入治疗，两次用药间隔的时间不少于

（90~91题共用备选答案）

A.谈话环境安静

B.谈话主题明确

C.交谈气氛轻松、自然

D.语句表达随意、开放

E.交流信息可靠、随机

90.和病人正式交谈的主要特点是

91.和病人非正式交谈的主要特点是

（92~93题共用备选答案）

A.钙

B.磷

C.碘

D.锌

E.铁

92.参与合成血红蛋白、肌红蛋白与细胞色素A的物质是

93.调节心脏和神经传导及肌肉收缩的物质是

（94~95题共用备选答案）

A.衣服

B.口罩

C.体温表

D.枕头套

E.输液器

94.医院内属于高度危险性物品的是

95.医院内属于中度危险性物品的是

（96~98题共用备选答案）

A.生理需要

B.安全需要

C.爱与归属的需要

D.自尊的需要

E.自我实现的需要

96.病人，男性，52岁，教师，因胃溃疡出血住院。在疾病恢复期，要求同事帮忙把自己的专业书带来，以便备课，此需要属于

97.病人，女性，76岁，因发生尿潴留需要导尿，此需要属于

98.新入院男病人，56岁。要求护士帮忙介绍同室的病友，希望尽快与大家熟悉，被病友接纳，此需要属于

（99~100题共用备选答案）

A.四级预防

B.三级预防

C.二级预防

D.一级预防

E.初级预防

99.按纽曼健康系统模式，当怀疑或发现压力源确实存在而压力反应尚未发生时，应采取的预防措施是

100.按纽曼健康系统模式，护士发现护理对象已出现疾病的症状和体征，应采取的预防措施是

答案与解析

序号	1	2	3	4	5	6	7	8	9	10
答案	C	B	B	E	A	E	D	C	C	B
序号	11	12	13	14	15	16	17	18	19	20
答案	E	C	B	C	A	C	B	E	A	D
序号	21	22	23	24	25	26	27	28	29	30
答案	D	D	C	B	D	B	C	E	A	B
序号	31	32	33	34	35	36	37	38	39	40
答案	A	B	A	C	B	A	C	E	C	C
序号	41	42	43	44	45	46	47	48	49	50
答案	C	A	B	D	B	C	D	D	D	E
序号	51	52	53	54	55	56	57	58	59	60
答案	C	A	B	C	C	B	D	D	A	A
序号	61	62	63	64	65	66	67	68	69	70
答案	C	C	D	C	B	B	B	D	C	B
序号	71	72	73	74	75	76	77	78	79	80
答案	B	B	E	C	E	E	A	A	E	C
序号	81	82	83	84	85	86	87	88	89	90
答案	A	C	D	B	E	C	E	A	E	B
序号	91	92	93	94	95	96	97	98	99	100
答案	C	E	A	E	C	E	A	C	D	C

1.解析：每小时一次的外文缩写是qh。

2.解析：心理性压力源包括焦虑、恐惧、愤怒、挫折、不祥的预感等。

3.解析：输血时严禁往血液内加入任何药品。

4.解析：休克病人全身循环血容量少，留置尿管便于及时监测病人尿量，以了解肾脏血流灌注情况，便于抢救。

5.解析：用紫外线灯消毒物品时的有效距离为25~60cm，消毒时间是20~30分钟。

6.解析：采用燃烧法消毒搪瓷类容器时，应倒入少量的95%的乙醇，转动容器使其分布均匀，然后点火燃烧至火焰熄灭。

7.解析：护理程序包括护理评估、诊断、计划、实施和评价五个步骤，因此护理程序的最后步骤为评价。

8.解析：大量放尿使腹腔压力急剧下降，血液大量滞留在腹腔血管中，导致血压下降而虚脱，又因为膀胱内压力突然降低引起膀胱黏膜急剧充血而发生血尿。

9.解析：护理理论的四个基本概念分别是人，健康，环境和护理。

10.解析：护士应根据病人的年龄调节滴速，一般来说，成人输液速度为每分钟40~60滴，儿童输液速度为每分钟20~40滴。

11.解析：气的气化作用是指通过气的运动而产生的各种生理功能效应。主要表现在精、气血、津液各自的新陈代谢及其相互转化。本题选E。

12.解析：冷疗禁忌证包括血液循环障碍，慢性炎症，深部化脓病灶和对冷过敏者。血液循环障碍者因循环不良，组织营养不足，若用冷会进一步使血管收缩，加重血液循环障碍，导致局部组织缺血缺氧而变性坏死。

13.解析：被动卧位是指病人自己无能力变换卧位，卧于他人安置的体位。适用于昏迷、瘫痪、极度衰弱的病人。

14.解析：使用无菌溶液时应先核对瓶签，如药名、剂量、浓度和有效期等。

15.解析：易挥发、潮解或风化的药物，如乙醇、糖衣片、酵母片应装瓶盖紧。

16.解析：卡介苗的注射方式为皮下注射，注射部位为三角肌下缘。

17.解析：冷热疗法的时间为20~30分钟，时间过长会产生继发效应。

18.解析：库存血中含有大量枸橼酸钠，大量输注后会出现酸中毒，而输注中血细胞破裂释放大量的钾离子使血钾升高。

19.解析：根据纽曼的健康系统模式，当怀疑或发现压力源存在而尚未发生压力反应时，一级预防便可开始。

20.解析：尸体护理应在确认病人死亡，医生开具死亡诊断书后尽快进行。

21.解析：危重病人眼睑不能闭合时，用凡士林纱布覆盖以防角膜干燥而导致角膜炎、结膜炎或溃疡的发生。

22.解析：易挥发、潮解或风化的药物，如乙醚、过氧乙酸、糖衣片、干酵母片等应装瓶盖紧。

23.解析：丧亲者的护理措施主要包括：①做好尸体护理；②鼓励家属宣泄情感；③心理疏导，精神支持；④尽力提供生活指导、建议；⑤做好丧亲者的随访。

24.解析：浓盐酸防止尿中激素被氧化；甲苯保持尿液的化学成分不变；甲醛固定尿液中的有机成分。

25.解析：低分子右旋糖酐的作用：降低血液黏稠度，减少红细胞聚集，改善血液循环和组织灌注量，防止血栓形成。

26.解析：心搏骤停发生后，大部分病人在4~6分钟内脑细胞发生不可逆损害，因此应争取在6分钟内开始心肺复苏。

27.解析：鼻饲液的温度保持在38℃~40℃左右为宜。

28.解析：护理操作中的解释用语包括：操作前解释、操作中指导、操作后嘱咐。感谢病人合作属于操作后对病人的致谢语。

29.解析：强酸中毒后禁忌使用强碱中和，以免引起胃肠穿孔，可使用镁乳、蛋清水、牛奶保护胃黏膜。

30.解析：大量输血随之输入大量枸橼酸钠，与血中游离钙结合使血钙下降，致凝血功能障碍，病人出现手足抽搐、出血倾向，血压下降等。

31.解析：一般无菌包灭菌后的有效期为7天，护士铺无菌盘的时间是2016年7月23日，因此无菌包在有效期内的时间是2016年7月16日。

32.解析：炎症早期用冷疗法，可使局部血管收缩，血流减少，降低细胞的新陈代谢和细菌的活力，达到限制炎症扩散的目的。

33.解析：医院感染的主要对象是住院病人。

34.解析：一般情况下病室内的温度为18℃~22℃，新生儿、手术室、产房病室内的温度宜在22℃~24℃。

35.解析：便秘病人医嘱给予甘油栓通便时不宜屏气，以免腹内压增高造成栓剂脱出肛门外。

36.解析：睡眠性呼吸暂停是各种原因导致的睡眠状态下反复出现呼吸暂停和低通气，引起低氧血症、高碳酸血症、睡眠中断，从而使机体发生一系列病理生理改变的临床综合征。随着病情发展可导致肺动脉高压、肺心病、呼吸衰竭、高血压、心律失常、脑血管意外等严重并发症。

37.解析：每1ml链霉素试验液含链霉素2500U，则0.1ml含链霉素250U。

38.解析：倾听时，护士要与病人经常保持眼神交流，但不可持续目光接触，以免引起对方紧张不安。

39.解析：易氧化和遇光变质的药物，如氨茶碱，应放入有色瓶或避光纸盒内。

40.解析：主要刺激是指当时面对的，需要立即适应的刺激。哮喘病人病情发作后由于气道收缩，病人缺氧，因此该病人面临的主要刺激是缺氧。

41.解析：护理计划阶段主要包括的内容是列出护理诊断的次序，确定预期护理目标，制定相应的护理措施。

42.解析：由有知识、负责任的护士照顾，可保证病人的安全，满足病人安全的需要。

43.解析：整体护理的内涵：①为护理服务对象提供全面帮助和照顾；②护理服务对象从病人扩展到健康人；③护理服务贯穿于人生命的全过程；④护理不仅服务于个体，同时面向家庭、社区，更加重视自然和社会环境对人类健康的影响。

44.解析：瞳孔呈椭圆形并伴散大，常见于青光眼等；呈不规则形状，常见于虹膜粘连。吗啡可使瞳孔缩小；颅内压增高，阿托品中毒可使瞳孔散大。

45.解析：人的内环境与外环境不断地进行物质、能量和信息交换，会随外界环境的变化而变化。

46.解析：中枢神经系统只能靠葡萄糖氧化供能。

47.解析：角色行为消退指病人适应于病人角色后，由于某种原因，又重新承担起本应免除的社会角色的责任而放弃病人角色。上述病人病情好转后，他立即出院去照顾妻子和孩子，属于病人角色消退。

48.解析：对于神志清楚的护理对象，病人本人是健康资料的直接主要来源。

49.解析：本题考查给药时间缩写的含义，ac代表饭前。

50.解析：脱敏注射时，正确的注射方法是分4次，逐渐加量，间隔20分钟肌内注射一次，注意观察不良反应。

51.解析：上述成人病人不能控制排便，多次将大便排在床上，容易产生自卑心理，因此护士应尊重病人，消除病人的心理压力。

52.解析：明确诊断的急腹症病人疼痛可在腹部放置热水袋保暖减轻疼痛。

53.解析：客观资料是医护人员通过观察、体检、仪器检查或实验室检查所获得的健康资料。咽部充血是护士观察到的，体温38.1℃是护士测量到的，因此属于客观资料。

54.解析：传染病人使用过的被服应先消毒后再送洗衣房清洗。

55.解析：休克病人应取中凹卧位，抬高头胸部10°~20°，抬高下肢20°~30°。

56.解析：洋地黄类药物在给药前应听心率、心律，若心率小于60次/分应停药。

57.解析：低蛋白饮食适用于限制蛋白质摄入的病人，如急性肾炎、尿毒症、肝性脑病等。低盐饮食适用于心脏病、急慢性肾炎、肝硬化有腹水、先兆子痫、高血压及水钠潴留等病人。

58.解析：为昏迷病人插胃管时，当胃管插至15cm时，应抬起病人下颌靠近胸骨柄，以增大咽喉部通道的弧度，有利于插管。

59.解析：颈外静脉穿刺部位为下颌角与锁骨上缘中点连线的上1/3处。

60.解析：临终关怀认为：对于临终病人以治愈为主的治疗应转变为以对症为主的照料。

61.解析：安瓿颈部划痕后用75%乙醇棉签消毒颈部以后折断。

62.解析：伤寒病人灌肠时，溶液不得超过500ml，压力要低，液面不得超过肛门30cm。

63.解析：治疗性环境是专业人员在以治疗为目的的前提下创造的一个适合病人恢复身心健康的环境，主要考虑舒适和安全两个主要因素。

64.解析：为昏迷病人插胃管时，当胃管插至会厌部，即15cm时，将病人头部托起，使下颌靠近胸骨柄，以增大咽喉部通道的弧度，便于胃管顺利通过会厌部。

65.解析：高热病人体温超过39.5℃时，应采用全身降温，即乙醇擦浴或温水擦浴。

66.解析：昏睡是指病人处于持续睡眠状态，但能被强刺激唤醒，醒后答非所问，刺激去除后又很快入睡。

67.解析：营养性缺铁性贫血的病人可出现异食癖。

68.解析：压力蒸气灭菌法是热力消毒中效果最好的方法，常用于耐高温、耐高压、耐潮湿的物品，如各类器械、敷料、玻璃等灭菌。

69.解析：血清病型反应一般于用药后7~12天发生，临床表现和血清病相似，有发热、关节肿痛、皮肤瘙痒、荨麻疹、全身淋巴结肿大、腹痛等。

70.解析：疏忽大意是行为人因一时粗心或遗忘造成客观上的过失行为，可能导致两种结果，一种损害了病人生活利益和健康恢复的进程，属于侵权行为；另一种是因失职导致病人残疾或死亡，构成了渎职罪。

71.解析：佩皮劳护患关系分为认识期、确认期、开拓期以及解决期四期。

72.解析：伤寒病人肠壁有溃疡，应给予少渣饮食，减少对肠壁的刺激。

73.解析：慎独是在无人监督，没有舆论影响下，一个人独立工作的情况下，仍能高度自觉地尽职尽责地做好工作的一种道德准则，是属于护士素质中的思想道德素质。

74.解析：护士可根据人的基本需要层次论预测病人的需要。

75.解析：医疗工作是医院的主要任务。

76.解析：危重病人眼睑不能闭合时可涂金霉素眼药膏或覆盖凡士林纱布。

77.解析：对留置导尿的病人应特别注意做到保持尿管通畅，避免尿路感染。

78~79.解析：破伤风病人通过接触传播，因此应实施接触隔离。破伤风病人使用过的敷料应焚烧。因此78题选A，79题选E。

80~83.解析：右心功能不全伴双下肢轻度水肿的病人应低盐饮食，成人进食盐量<2g/d。禁食腌制品，如咸菜、咸肉、咸蛋、皮蛋、火腿、香肠及虾皮等。因此，80题选C，81题选A，82题选C，83题选D。

84.解析：角色行为冲突是指病人在适应病人角色过程中，与其患病前的角色发生心理冲突而引起行为的不协调。

病人生病后一方面要治病，一方面又担心考试，因此属于角色行为冲突。

85.解析：上述病人为学生，因此导致该病人角色冲突的主要原因是学生角色与病人角色的冲突。

86.解析：2级（中度疼痛）疼痛的特点是疼痛明显，不能忍受，睡眠受干扰，要求用镇痛药。

87.解析：对于2级疼痛（中度疼痛）的病人，使用非阿片类药物止痛无效时，可选用弱阿片类药物，如可待因、氨酚待因、曲马朵等。

88~89.解析：如需连续使用超声雾化器，中间应间隔30分钟；手压式雾化吸入治疗，两次使用间隔时间不少于3~4小时。因此88题选A，89题选E。

90.解析：正式交谈是护患双方按预先拟定的计划进行交谈，谈话主题明确。

91.解析：非正式交谈是护士在日常工作中与病人进行的交谈，交谈气氛轻松、自然。

92.解析：铁是合成血红蛋白、肌红蛋白与细胞色素A的主要成分。

93.解析：钙的生理功能包括：①是构成骨骼和牙齿的重要成分。②调节心脏和神经的传导以及肌肉的收缩。③参与凝血过程。④是多种酶的激活剂。⑤降低毛细血管和细胞膜的通透性。

94.解析：高度危险性物品是指穿过皮肤、黏膜进入无菌组织或器官内部或与破损组织、皮肤黏膜密切接触，如手术器械、输液器、血液制品、注射器、脏器移植物等。

95.解析：中度危险性物品是指仅与皮肤、黏膜相接触，而不进入无菌组织内部，如血压计袖带、体温计、鼻镜、耳镜、音叉、压舌板、便器等。

96~98.解析：教师生病期间坚持备课，属于自我实现的需要；病人尿潴留需要导尿是属于满足生理的需要；新病友到达病房后希望尽快与大家熟悉，被病友接纳，属于爱与归属的需要。因此，96题选E，97题选A，98题选C。

99~100.解析：纽曼认为护士可根据护理对象系统对压力源的反应采取以下三种不同水平的预防措施：①一级预防：适应于护理对象系统对压力源没有发生反应时；②二级预防：适用于压力源已经穿过正常防御线后，人的动态平衡被破坏，出现症状或体征时；③三级预防：适用于人体基本结构及能量源遭到破坏后。因此99题选D，100题选C。

2026
护理学（师）
单科 一次过

专业实践能力 全真模拟试卷与解析

全真模拟试卷（四）

全国卫生专业技术资格考试研究专家组　编写

中国健康传媒集团·北京
中国医药科技出版社

内 容 提 要

　　本书根据最新考试大纲要求，通过分析历年考试真题，并在研究命题规律的基础上精心编写而成。供考生进行模拟自测，梳理对知识点的掌握程度，顺利通关考试。本套试卷分为试题和答案及解析两大部分，以使学生自测后核对答案更加方便。试卷中题型、题量及题目难易程度与考试真题保持高度一致，考生根据自己未通过的科目选择相应的试卷即可。

图书在版编目（CIP）数据

2026护理学（师）单科一次过全真模拟试卷与解析.专业实践能力 / 全国卫生专业技术资格考试研究专家组编写. -- 北京：中国医药科技出版社，2025.8. --（护考应急包）. -- ISBN 978-7-5214-5492-5

　Ⅰ. R47-44

中国国家版本馆CIP数据核字第2025FZ6366号

美术编辑　陈君杞
版式设计　南博文化

出版　**中国健康传媒集团** | 中国医药科技出版社
地址　北京市海淀区文慧园北路甲22号
邮编　100082
电话　发行：010-62227427　邮购：010-62236938
网址　www.cmstp.com
规格　889×1194mm $^1/_{16}$
印张　8
字数　290千字
版次　2025年8月第1版
印次　2025年8月第1次印刷
印刷　北京京华铭诚工贸有限公司
经销　全国各地新华书店
书号　ISBN 978-7-5214-5492-5
定价　**25.00** 元

获取新书信息、投稿、为图书纠错，请扫码联系我们。

试题部分

一、以下每一道考题下面有A、B、C、D、E五个备选答案。请从中选择一个最佳答案，并在答题卡上将相应题号的相应字母所属方框涂黑。

1. 长期留置导尿管的病人，出现尿液浑浊、沉淀或结晶时应
   A.经常更换卧位
   B.进行膀胱冲洗
   C.热敷下腹部
   D.膀胱内用药
   E.经常清洁尿道口

2. 肌内注射选用连线法划分部位时，其注射区应选择髂前上棘与尾骨两点连线的
   A.外上1/3处
   B.外上1/2处
   C.中1/3处
   D.后1/3处
   E.后1/2处

3. 静脉输液发生肺水肿，应立即停止输液，其后给予的最简便措施是
   A.静脉缓慢推注强心剂
   B.使病人取端坐位两腿下垂
   C.四肢轮流用止血带结扎
   D.及时与医生联系
   E.呼吸机加压给氧

4. 使用无菌溶液的方法，**错误**的是
   A.已开启的无菌溶液瓶内的溶液，可保存24小时
   B.倒液后环绕消毒瓶口，最先消毒手接触的部位
   C.冲洗瓶口时标签始终朝向掌心
   D.开启瓶塞时手不可触及瓶口
   E.使用前应核对溶液的名称、浓度、有效日期及溶液质量

5. 临终病人最早出现的心理反应期一般是
   A.否认期
   B.愤怒期
   C.协议期
   D.忧郁期
   E.接受期

6. 医院内工作人员做到"四轻"，是为了给病人
   A.树立良好的职业形象
   B.创造安全的环境
   C.建立良好的护患关系
   D.创造安静的环境
   E.创造良好的社会环境

7. 医疗文件具有法律效应，因抢救病人未能及时书写的，应在抢救结束后据实补记，补记的时限是
   A.10小时内
   B.8小时内
   C.6小时内
   D.4小时内
   E.2小时内

8. 解除非尿路梗阻所致的尿潴留，**不适合**首先采用
   A.下腹部热敷
   B.按摩下腹部
   C.听流水声
   D.温水洗外阴
   E.导尿术

9. **不属于**医院感染的是
   A.住院病人导尿后发生泌尿系感染
   B.病人住院第10天后出现上呼吸道感染
   C.新生儿脐带发炎
   D.护理"非典"病人时护士获得的感染
   E.新生儿经胎盘获得的感染

10. 关于冷疗影响因素的叙述，**不正确**的是
    A.老年人较年轻人对冷刺激反应迟钝
    B.皮肤较薄的区域对冷的敏感性强
    C.用冷面积越大，效果越强
    D.用冷时间越长，效果越好
    E.在相同温度下，湿冷的效果优于干冷

11. 排便失禁病人的护理重点是
    A.保护臀部，防止发生皮肤破溃
    B.给予病人高蛋白软食
    C.认真观察病人排便时的心理反应
    D.鼓励病人多饮水
    E.观察记录粪便性质、颜色和量

12. 国际红十字会设立南丁格尔奖章，作为各国优秀护士的最高荣誉。其颁发的频率是
    A.每年一次
    B.每两年一次

C.每三年一次

D.每四年一次

E.每五年一次

13.病人，男性，70岁。昏迷，3天未排大便，喉部有痰鸣音，下列健康问题中应优先解决的是

A.躯体活动障碍

B.语言沟通障碍

C.清理呼吸道无效

D.有皮肤完整性受损的危险

E.便秘

14.护士未与病人及家属沟通，为病人实行了导尿术。该护士的行为被认为是

A.合法行为

B.疏忽大意

C.渎职行为

D.犯罪行为

E.侵权行为

15.阿米巴痢疾病人留取粪便标本的容器是

A.硬纸盒

B.玻璃瓶

C.蜡纸盒

D.无菌容器

E.加温容器

16.关于医院的任务，**错误**的是

A.以科研为主

B.做好扩大预防

C.以医疗为中心

D.保证教学和科研任务的完成

E.指导基层和计划生育的技术工作

17.深昏迷病人不能将痰液咳出的主要原因是

A.咳嗽较无力

B.痰液较稀薄

C.吞咽反射消失

D.咳嗽反射消失

E.咳嗽反射迟钝

18.股动脉注射拔针后局部加压时间是

A.12~15分钟

B.10~12分钟

C.5~10分钟

D.3~5分钟

E.1~2分钟

19.对非典型肺炎病人采取的隔离属于

A.接触隔离

B.血液隔离

C.严密隔离

D.肠道隔离

E.昆虫隔离

20.超声雾化吸入的目的**不包括**

A.间歇吸入抗癌药物治疗肺癌

B.减轻呼吸道的炎症

C.解除支气管痉挛

D.增加吸入氧浓度

E.稀释痰液

21.尿颜色与疾病相符的一项是

A.急性肾小球肾炎病人的尿呈浓茶色

B.恶性疟疾病人的尿呈白色浑浊

C.阻塞性黄疸病人的尿呈黄褐色

D.丝虫病病人的尿液呈洗肉水色

E.尿道化脓性炎症病人的尿呈乳白色

22.病人，女性，45岁。腰椎损伤2年，长期卧床，经过康复锻炼，现病人下肢可轻微移动位置，但不能抬起，护士判断此肌力属于

A.0级

B.1级

C.2级

D.3级

E.4级

23.对急性中毒病人应迅速采用的洗胃方法是

A.口服催吐

B.漏斗胃管洗胃

C.电动吸引器洗胃法

D.自动洗胃机洗胃法

E.手动洗胃机洗胃法

24.纽曼的服务对象系统结构**不包括**

A.核心部分

B.异常防线

C.弹性防线

D.正常防线

E.抵抗线

25.病人，男性，65岁。观察可见病人面肌消瘦、面色苍白，表情淡漠，双眼无神，眼眶凹陷，其面容属于

A.急性病容

B.希氏面容

C.慢性面容

D.病危面容

E.二尖瓣面容

26.病人，女性，29岁。肺大部切除术后第一天，神志清楚，体质虚弱，轻度发绀，血氧分压6.5kPa，遵医嘱

给予面罩用氧8L/min，护士嘱病人勤翻身，深呼吸及多咳嗽，主要是预防
- A.呼吸道干燥
- B.呼吸道分泌物阻塞
- C.氧中毒
- D.肺不张
- E.呼吸抑制

27.可出现尿频、尿急、尿痛症状的是
- A.膀胱造瘘
- B.妊娠压迫
- C.膀胱炎症
- D.膀胱结核
- E.急性肾炎

28.灌肠前后分别排便一次在体温单上的记录方法是
- A.2
- B.2/E
- C.1/E
- D.1/2E
- E.1 1/E

29.取用无菌溶液时，下列叙述正确的是
- A.打开瓶盖后，立即倒入无菌容器中
- B.可直接在无菌容器中蘸取
- C.可用敷料堵在瓶口，使溶液缓慢流出
- D.剩余溶液应在开启后24小时内使用
- E.溶液倒出后未使用，应及时倒回瓶中

30.阿米巴痢疾病人行保留灌肠时应采取的卧位是
- A.右侧卧位
- B.左侧卧位
- C.俯卧位
- D.仰卧位
- E.膝胸卧位

31.病人因患有乳腺癌感到悲伤，护士安慰病人时，所采取的合适距离为
- A.社交距离
- B.公众距离
- C.社会距离
- D.亲密距离
- E.个人距离

32.输液中发生肺水肿时吸氧需用20%~30%的乙醇湿化，其目的是
- A.降低肺泡内泡沫的表面张力
- B.降低肺泡表面张力
- C.使痰液易咳出
- D.消毒吸入的氧气
- E.使病人呼吸道湿化

33.能降低毛细血管和细胞膜通透性的物质是
- A.锌
- B.硫
- C.磷
- D.钙
- E.铁

34.使用冰帽物理降温，肛温不得低于
- A.30℃
- B.33℃
- C.35℃
- D.36℃
- E.37℃

35.小儿头皮静脉穿刺如果误入动脉，局部可表现为
- A.呈树枝分布状苍白
- B.苍白、水肿
- C.条索状红线
- D.充血、发绀
- E.无大变化

36.腰椎穿刺后的病人颅压过低引起头痛的机制是
- A.脑膜受刺激
- B.牵张颅内静脉窦和脑膜
- C.脑部缺血、缺氧
- D.脑代谢障碍
- E.脑部血液循环障碍

37.充血性心力衰竭病人禁忌的灌肠溶液是
- A.石蜡油
- B.肥皂水
- C.1：2：3溶液
- D.甘油溶液
- E.生理盐水

38.根据马斯洛的理论，对人类基本需要各层次间关系的理解，正确的是
- A.各需要层次有其独立性，不会相互影响
- B.不同层次需要的位置是固定不变的
- C.所有需要都必须立即和持续地给予满足
- D.不同层次的需要会出现重叠甚至颠倒
- E.需要层次上移后满足需要的差异性很小

39.应放入有色瓶或避光纸盒内，置于阴凉处保存的药物是
- A.乙醇
- B.糖衣片
- C.甲氧氯普胺（胃复安）
- D.胎盘球蛋白
- E.氨茶碱

40.医院内的临床护理工作主要包括基础护理和
　　A.护理教育
　　B.专科护理
　　C.护理管理
　　D.社区护理
　　E.护理科研

41.传染病区内属半污染区的是
　　A.库房
　　B.病区内走廊
　　C.值班室
　　D.病室
　　E.更衣室

42.病人意识丧失，各种反射逐渐消失、肌张力消失、心跳减弱、呼吸微弱，根据这些征象，医学上应诊断为
　　A.临床死亡期
　　B.濒死期
　　C.否认期
　　D.生物学死亡期
　　E.接受期

43.给女性病人导尿，行第二次消毒时，消毒小阴唇、尿道口的顺序是
　　A.自下而上，由外→内
　　B.自上而下，内→外→内
　　C.自下而上，内→外→内
　　D.自上而下，外→内→外
　　E.自下而上，外→内→外

44.南丁格尔指出："护理使千差万别的病人都能达到治疗康复的最佳身心状态，这本身就是一项精细的艺术"。其理论思想是
　　A.护理是助人的活动
　　B.护理是科学与艺术的结合
　　C.照顾是护理的核心和永恒的主题
　　D.护理是一门专业，一门技术
　　E.护理是一个过程，其方法是护理程序

45.瞳孔散大的标准是瞳孔直径
　　A.<2mm
　　B.2~3mm
　　C.3~4mm
　　D.4~5mm
　　E.>5mm

46.病人，男性，41岁。慢性十二指肠溃疡，有规律性疼痛。给止痛药的正确做法是
　　A.在疼痛开始前给药
　　B.在疼痛开始时给药

　　C.持续给药
　　D.选择中枢镇痛药
　　E.疼痛最重时给药

47.病人，男性，70岁。因冠心病病情危重住院治疗，后由于经济原因，病人及家属执意要求出院。此时护士应
　　A.报告上级行政部门
　　B.让病人去找值班医生
　　C.按病人及家属意愿同意病人出院
　　D.本着救死扶伤的原则，强制留病人住院治疗
　　E.让病人或其法定监护人在自动出院一栏上签字，做好护理记录后让病人出院

48.库存血在4℃的环境内可保存
　　A.24小时
　　B.48小时
　　C.72小时
　　D.1周
　　E.2~3周

49.病人，男性，34岁。急性肺炎，在使用青霉素后发生过敏反应，出现面色苍白，出冷汗，发绀，血压下降等循环衰竭症状的原因是
　　A.胃肠道平滑肌痉挛
　　B.呼吸道分泌物增多
　　C.中枢系统缺氧
　　D.皮肤血管收缩
　　E.周围血管扩张

50.病人，男性，56岁。贲门癌引起上腹部疼痛、呕吐、厌食、黑便，行胃大部切除术后，取半坐卧位，其目的是
　　A.减少局部出血
　　B.使静脉回流量减少
　　C.减轻肺部淤血
　　D.减少呼吸困难
　　E.减轻伤口缝合处张力

51.病人，男性，60岁。小腿胫骨骨折，实施骨牵引，翻身困难，现病人烦躁不安，精神紧张，难以入睡，护士评估病人情况后应立即实施的护理措施是
　　A.为病人进行床上擦浴促进身体舒适
　　B.为病人将患肢放好促进卧位舒适
　　C.提高病室温度促进环境舒适
　　D.请家属过来安慰病人
　　E.加强心理护理，使其接受治疗

52.戴无菌手套的操作方法正确的是
　　A.打开无菌手套袋后检查号码及灭菌日期
　　B.手套袋的系带缠好后放在手套袋的内面

C.用戴好手套的手捏住另一只手套的内面

D.戴好手套的手保持在腰以上水平视线范围

E.脱手套时双手分别捏住手套外面翻转脱下

53.为病人进行气管内吸痰一次吸引时间不宜超过15秒，其主要原因是

A.吸痰器工作时间过长易损害

B.吸痰管通过痰液过多易阻塞

C.避免引起病人刺激性呛咳造成不适

D.避免造成病人缺氧而出现发绀

E.吸痰盘暴露时间过久造成细菌感染

54.病人，女性，28岁。其母因突发心肌梗死死亡。几天后带着悲痛的情绪着手处理后事和准备丧礼。根据安格尔理论，此病人的心理反应阶段处于

A.觉察

B.释怀

C.恢复期

D.震惊

E.不相信

55.做血液气体分析的血标本采集后应密封放置于

A.清洁试管中

B.草酸钾抗凝试管中

C.无菌试管中

D.枸橼酸钠试管中

E.肝素抗凝注射器中

56.按压呼吸气囊，每次可进入肺内的空气量是

A.200ml

B.300ml

C.400ml

D.500ml

E.1000ml

57.提出推行初级卫生保健是实现"2000年人人享有卫生保健"战略目标的基本策略和基本途径的宣言是

A.《阿拉木图宣言》

B.《日内瓦宣言》

C.《莫斯科宣言》

D.《里约热内卢宣言》

E.《汉堡宣言》

58.病人，男性，36岁。因脑外伤急诊入院3天，呈睡眠状态，可以唤醒但随即入睡，可以回答问题但有时不正确。该病人的意识状态是

A.浅昏迷

B.昏睡

C.嗜睡

D.意识模糊

E.谵妄

59.属于高效化学消毒剂的是

A.酒精

B.过氧乙酸

C.碘伏

D.氯己定

E.季铵盐类

60.误服硫酸镁后，需保护胃黏膜时可选用的溶液是

A.镁乳

B.白醋

C.高锰酸钾

D.过氧化氢

E.碳酸氢钠

61.病人，男性，46岁。便秘，护士遵医嘱直肠插入甘油栓剂，软化粪便。操作**错误**的是

A.若栓剂滑脱出肛门外，应予重新插入

B.操作后病人如有便意，即可上厕所

C.插入肛门，并用示指将栓剂沿直肠壁朝脐部方向进入6~7cm

D.护士戴上手套或指套，以避免污染手指

E.病人取侧卧位，膝部弯曲，暴露肛门

62.病人，女性，61岁。因头昏摔倒致L_2右侧横突骨折而急诊入院，经积极治疗，现病情已稳定。护士协助病人改变体位的方法正确的是

A.两人协助病人轴线翻身法

B.一人协助病人轴线翻身法

C.一人协助病人取端坐位法

D.两人协助病人取半坐卧位法

E.一人协助病人取半坐卧位法

63.病人，女性，25岁。妊娠39周，于2：30pm正常分娩。6：40pm病人主诉腹胀、腹痛。视诊：下腹膀胱区隆起。叩诊：耻骨联合上浊音。该病人存在的健康问题是

A.有子宫内膜感染的可能

B.尿潴留

C.便秘

D.体液过多

E.分娩后疼痛

64.病人，女性，60岁。腹胀、腹痛、嗳气。近日下蹲或腹部用力时，出现不由自主的排尿。对新出现症状正确的护理诊断是

A.压力性尿失禁：与膀胱括约肌功能减退有关

B.完全性尿失禁：与神经传导功能减退有关

C.反射性尿失禁：与膀胱收缩有关

D.功能性尿失禁：与腹压升高有关

E.功能性尿失禁：与膀胱过度充盈有关

65.病人，男性，44岁。因食入烙饼，食管静脉破裂出血约1000ml。输入大量库存血后，出现心率缓慢，手足搐搦，血压下降、伤口渗血，出现以上症状的有关因素是

A.血钠降低

B.血钙降低

C.血钙升高

D.血钾降低

E.血钾升高

66.下列病人使用热水袋时，水温可以为60℃~70℃的是

A.昏迷病人

B.瘫痪病人

C.婴幼儿病人

D.老年病人

E.腹泻病人

67.护士在发口服药时，**不妥**的做法是

A.告知病人稀盐酸用吸管吸

B.告知病人健胃药应饭前服

C.告知病人止咳糖浆服用后多饮水

D.服洋地黄前应测脉率及节律

E.病人不在，将药带回并交班

68.低分子右旋糖酐的主要作用是

A.降低血液黏稠度，改善微循环

B.提高血浆胶体渗透压

C.补充蛋白质、改善循环

D.补充营养和水分，减轻水肿

E.供给热能，保持酸碱平衡

69.病人，男性，64岁。脑内囊出血1周，意识障碍，左侧偏瘫，尿便失禁，根据奥伦自理理论，护士提供的护理应属于

A.全补偿护理系统

B.部分补偿护理系统

C.辅助系统

D.支持系统

E.教育系统

70.下列溶液属于胶体液的是

A.0.9%氯化钠

B.5%葡萄糖溶液

C.10葡萄糖溶液

D.20%白蛋白注射液

E.20%甘露醇

71.病人，女性，45岁。左脚被钉子刺破，遵医嘱肌内注射破伤风抗毒素，护士配制的1ml TAT过敏试验溶液里，含TAT的剂量是

A.2500U

B.250U

C.1500U

D.150U

E.15U

二、以下提供若干个案例，每个案例有若干个考题。请根据提供的信息，在每题的A、B、C、D、E五个备选答案中选择一个最佳答案，并在答题卡上按照题号，将所选答案对应字母的方框涂黑。

（72~73题共用题干）

病人，男性，37岁。胃大部切除手术后第7天，有一定的自理能力。

72.按照奥伦的护理理论，护士可给予

A.健康-教育系统

B.部分补偿护理系统

C.支持教育系统

D.全补偿护理系统

E.基本护理系统

73.护士在实施护理过程中，对奥伦的护理理论观点体会，**不妥**的是

A.护理活动随着一个人的健康状况而适当改变

B.护理技术包括人际交往与对机体进行调整的技术

C.护理是帮助病人克服影响实现自理能力的阻力

D.自理是人本能的行为

E.其基本精神是研究人的自理需要

（74~75题共用题干）

病人，男性，65岁。因直肠癌入院。病人步入病房，精神和睡眠较差。3天后在全麻下行直肠癌根治术。有腹部人工肛门。经治疗和护理，于手术后第10天出院。

74.病人术前主要的护理问题是

A.焦虑

B.有受伤的危险

C.排便失禁

D.完全性尿失禁

E.自理缺陷

75.病人术后1周主要的护理问题是

A.尿潴留

B.自理缺陷

C.排便失禁

D.有受伤的危险

E.有误吸的危险

（76~78题共用题干）

病人，男性，70岁。因患有吉兰-巴雷综合征引起呼吸肌麻痹行气管切开。

76.在护理该病人时，病室温度应保持在
A.25℃~27℃
B.22℃~24℃
C.18℃~20℃
D.15℃~17℃
E.12℃~14℃

77.病室湿度应保持在
A.65%~70%
B.50%~60%
C.35%~40%
D.25%~30%
E.10%~20%

78.病室内噪音的控制应低于
A.45分贝
B.50分贝
C.65分贝
D.90分贝
E.120分贝

（79~80题共用题干）

病人，男性，6岁。突起高热入院，查体：精神萎靡，面色青灰，四肢厥冷，反复抽搐。T 40℃，P 152次/分，R 32次/分，肛门拭子镜检可见大量脓细胞和红细胞。

79.患儿应采取的隔离种类为
A.呼吸道隔离
B.昆虫隔离
C.接触隔离
D.消化道隔离
E.分泌物隔离

80.关于穿脱隔离衣的注意事项，**不正确**的是
A.保持隔离衣衣领清洁
B.隔离衣需掩盖工作服
C.无潮湿或污染时不更换隔离衣
D.穿好隔离衣后不得进入清洁区
E.双手应保持在腰平面以上

（81~85题共用题干）

病人，男性，30岁。患"化脓性扁桃体炎"，医嘱青霉素皮试，护士在做青霉素皮试后约5分钟，病人突感胸闷，面色苍白，出冷汗，脉细速，血压下降，呼之不应。

81.此时病人最可能发生的是
A.感染性休克
B.过敏性休克
C.心源性休克
D.低血容量性休克
E.心绞痛

82.抢救时首选的药物为
A.去甲肾上腺素
B.多巴胺
C.地塞米松
D.肾上腺素
E.异丙肾上腺素

83.抢救中病人突发心搏骤停，首选的急救方法为
A.注射洛贝林以兴奋呼吸
B.给予氧气吸入，纠正缺氧
C.行心脏胸外按压建立循环
D.心内注射异丙肾上腺素
E.立即静脉注射肾上腺素

84.胸外心脏按压的频次至少为
A.100次/分
B.90次/分
C.80次/分
D.70次/分
E.60次/分

85.抢救过程中，该病人发生了室颤，护士采取的处理措施中正确的是
A.立即给予病人心脏按压
B.立即肌注阿托品
C.心内注射利多卡因
D.非同步电复律
E.同步电复律

三、以下提供若干组考题，每组考题共同使用在考题前列出的A、B、C、D、E五个备选答案。请从中选择一个与考题关系最密切的答案，并在答题卡上将相应题号的相应字母所属的方框涂黑。每个备选答案可能被选择一次、多次或不被选择。

（86~87题共用备选答案）
A.头低足高位
B.倒卧位
C.半坐卧位
D.去枕仰卧位
E.头高足低位

86.脾切除术后1天应采取的体位是
87.脑外伤开颅术后1天应采取的体位是

（88~89题共用备选答案）
A.50°~60°
B.40°~50°
C.30°~40°
D.15°~30°
E.5°~15°

88.一般病人静脉注射时进针角度是
89.肥胖病人静脉注射时进针角度是

（90~91题共用备选答案）

A.被褥

B.穿刺针

C.口罩

D.压舌板

E.衣服

90.属于高度危险物品的是

91.属于中度危险物品的是

（92~94题共用备选答案）

A.24小时

B.20小时

C.12~16小时

D.2~4小时

E.1~3小时

92.尸僵出现的时间是病人死亡后

93.尸斑出现的时间是病人死亡后

94.尸体腐败出现的时间是病人死亡后

（95~96题共用备选答案）

A.过氧乙酸

B.氯己定

C.戊二醛

D.甲醛

E.乙醇

95.需现配现用的消毒剂是

96.不能与肥皂、洗衣粉混用的消毒剂是

（97~98题共用备选答案）

A.氧气枕法

B.头罩法

C.面罩法

D.鼻塞法

E.鼻导管法

97.主要用于小儿的吸氧方法是

98.可用于病情较重，氧分压明显下降者的吸氧方法是

（99~100题共用备选答案）

A.亲密距离

B.个人距离

C.工作距离

D.公众距离

E.社会距离

99.护士通知病人做好就餐准备时采用

100.在护士办公室，护士和同事工作时应采用

答案与解析

序号	1	2	3	4	5	6	7	8	9	10
答案	B	A	B	B	A	D	C	E	E	D
序号	11	12	13	14	15	16	17	18	19	20
答案	A	B	C	E	E	A	D	C	C	D
序号	21	22	23	24	25	26	27	28	29	30
答案	C	C	A	B	D	D	C	E	D	A
序号	31	32	33	34	35	36	37	38	39	40
答案	D	A	D	A	A	B	E	D	E	E
序号	41	42	43	44	45	46	47	48	49	50
答案	B	B	B	B	E	A	D	E	E	E
序号	51	52	53	54	55	56	57	58	59	60
答案	E	D	D	C	E	D	A	B	B	A
序号	61	62	63	64	65	66	67	68	69	70
答案	B		A	B		E		C	A		A	D
序号	71	72	73	74	75	76	77	78	79	80
答案	D	B	B	A	C	B	B	A	D	C
序号	81	82	83	84	85	86	87	88	89	90
答案	B	D	C	A	D	C	E	D	C	B
序号	91	92	93	94	95	96	97	98	99	100
答案	D	E	D	A	A	B	B	C	B	E

1.解析：长期留置导尿期间，如发现尿液有浑浊、沉淀及结晶，应及时进行膀胱冲洗。

2.解析：肌内注射可使用十字法和连线法定位，连线法是指髂前上棘与尾骨两点连线的外上1/3即为肌内注射部位。

3.解析：一旦发生急性肺水肿，护士应立即停止输液，协助病人取端坐位，双腿下垂。

4.解析：倒取无菌溶液，瓶签朝向掌心，最先倒出少量溶液旋转冲洗瓶口，手不可触及瓶塞内面及瓶口。选项中除B项外都正确。

5.解析：临终病人心理反应依次是否认期、愤怒期、协议期、忧郁期和接受期。因此，临终病人最早出现的心理反应是否认期。

6.解析：护士应尽可能地为病人创造安静环境。工作人员尽可能地做到"四轻"：说话轻、走路轻、操作轻、关门轻，以减少噪声，使病人得到良好休息。

7.解析：因抢救病人未能及时书写的病历，应在抢救结束后6小时内据实补记并注明。

8.解析：病人出现尿潴留时首先采用热敷、按摩下腹部、听流水声和温水冲洗外阴等措施促进病人排出尿液，上述措施均无效时才考虑导尿。

9.解析：医院感染指病人在医院内获得的感染，包括在住院期间发生的感染和在医院内获得而出院后发生的感染，但不包括入院前已开始或者入院时已处于潜伏期的感染。新生儿经胎盘获得的感染为潜伏期感染。

10.解析：在一定时间内冷疗的效果会随时间的增加而增加，但如果时间过长，则会产生继发效应甚至还可引起不良反应。

11.解析：排便失禁病人易引起肛周皮肤破溃，因此保护臀部，维持皮肤完好无损是排便失禁病人最重要的护理措施。

12.解析：南丁格尔奖章每2年颁发一次。

13.解析：护士应优先解决威胁病人生命的健康问题，即清理呼吸道无效。

14.解析：护士导尿前，没有与病人沟通取得病人及家属的知情同意，上述行为是侵犯了病人的知情同意权。

15.解析：阿米巴原虫为嗜热性，其滋养体在37℃~45℃的环境中生长最佳。阿米巴离开人体容易死亡，因此收集阿米巴痢疾病人的粪便标本的容器应加温。

16.解析：医院的主要任务是医疗工作，在提高医疗质量的基础上，保证教学和科研任务的完成。

17.解析：深昏迷指病人意识完全丧失，对各种刺激均无反应，全身肌肉松弛，肢体呈弛缓状态，深浅反射均消失。深昏迷病人由于咳嗽反射消失，痰液不能咳出。

18.解析：股动脉注射拔针后用消毒棉签或纱布局部按压5~10分钟以上。

19.解析：严密隔离适用于经飞沫、分泌物、排泄物之间或间接传播的烈性传染病，如霍乱、鼠疫等。非典型肺炎也需采取严密隔离。

20.解析：超声雾化吸入的目的包括湿化气道，稀释痰液；减轻呼吸道炎症，控制呼吸道感染；吸入药物治疗疾病；解除支气管痉挛，改善通气功能。

21.解析：急性肾小球肾炎尿液呈现洗肉水样，恶性疟疾为浓红茶色或酱油色，丝虫病为乳白色尿，尿道化脓性炎症为白色浑浊的脓尿。

22.解析：肢体可轻微移动，但不能抬起为2级肌力。

23.解析：急性中毒病人当意识尚清醒还未出现意识障碍时，应优先采取口服催吐，促进毒物排出。

24.解析：纽曼的服务对象—人的结构包括核心部分、弹性防线、正常防线和抵抗性。

25.解析：病危面容表现为面肌消瘦、面色苍白或铅灰，表情淡漠，双目无神，眼眶凹陷。

26.解析：吸入高浓度氧气后，肺泡内氮气被大量置换，一旦支气管阻塞，其所属肺泡内的氧气被肺循环血液迅速吸收，引起吸入性肺不张。主要的预防措施是鼓励病人深呼吸，经常咳嗽和改变卧位、姿势，防止分泌物阻塞气道。

27.解析：尿频、尿急、尿痛为典型的尿路刺激征症状，多出现在膀胱炎症时。

28.解析：灌肠前排便一次记为"1"，灌肠后排便一次记为1/E，灌肠前后分别排便一次在体温单上的记录方法是1 1/E。

29.解析：开启的无菌溶液应在开启后24小时内使用，ABCE均违反了无菌操作原则，易造成无菌溶液污染。

30.解析：阿米巴痢疾病变多在回盲部，采取右侧卧位灌肠，可提高治疗效果。

31.解析：亲密距离是护士在为病人进行查体、治疗、安慰时与病人之间的距离。

32.解析：输液中发生肺水肿时吸氧需用20%~30%的乙醇湿化，其目的是降低肺泡内泡沫的表面张力。

33.解析：钙的生理功能是构成骨骼和牙齿的重要成分；调节心脏和神经的传导和肌肉的收缩；参与凝血过程；降低毛细血管和细胞膜的通透性。

34.解析：使用冰帽进行物理降温，肛温维持在33℃，不得低于30℃。

35.解析：小儿头皮静脉穿刺时，穿刺针误入动脉，回血迅速，血液呈鲜红色，用力挤压头皮针近端输液管，局部皮肤迅速呈树枝状苍白，患儿可出现痛苦面貌或尖叫，应立即拔针，按压5~10分钟。

36.解析：腰椎穿刺由于脑脊液丢失致颅内压降低，使颅内静脉窦及静脉扩张或牵张导致头痛。

37.解析：充血性心力衰竭病人用生理盐水灌肠后，部分盐会被肠黏膜吸收入血，加重心脏负担。

38.解析：不同层次的需要并不是截然分开的，各层次需要间可相互影响，重叠出现。

39.解析：需要放置在避光阴凉处的药物有：维生素C、氨茶碱、盐酸肾上腺素等。

40.解析：临床护理服务的对象是病人，包括基础护理和专科护理。

41.解析：工作区域划分为清洁区、半污染区、污染区，半污染区主要是指有可能被病原微生物污染的区域，包括病区走廊、检验室、消毒室等。

42.解析：死亡过程的分期依次为：濒死期→临床死亡期→生物学死亡期。濒死期是死亡过程的开始阶段，病人意识丧失，各种反射逐渐消失、肌张力消失、心跳减弱、呼吸微弱，如采取及时有效的治疗，生命可复苏；临床死亡期主要表现为心跳、呼吸骤停；生物学死亡期是死亡的最后阶段。

43.解析：给女性病人导尿时初始消毒顺序为：由外→内、自上而下；再次消毒顺序为：内→外→内，自上而下。

44.解析：护理运用科学知识使病人达到治疗康复的最佳身心状态，从这个角度来看护理是科学；但服务对象千差万别，很多时候需要采取不同的沟通策略，从这个角度来看，护理就是一项精细的艺术。

45.解析：正常人的瞳孔直径为2~5mm，小于2mm是瞳孔缩小，大于5mm为瞳孔散大。

46.解析：在病人疼痛发作前给药，能充分减轻病人的痛苦。

47.解析：冠心病急性发作时病情危重，如不及时采取治疗，会有进一步发展为心肌梗死的可能，危及病人生命，病人因为经济困难，选择出院，当病人的选择会威胁到自身健康时，护士应本着救死扶伤的原则，使用干涉权，强制留病人住院治疗。

48.解析：库存血在4℃的环境内可保存2~3周。

49.解析：青霉素过敏性休克时，由于周围血管扩张导致有效循环血量不足，病人出现面色苍白、出冷汗、发绀、脉速、血压下降等。

50.解析：胃大部切除术待病人血压平稳后取半坐卧位，可降低腹部切口的张力，减轻疼痛，有利于切口愈合。

51.解析：上述病人因小腿胫骨骨折行牵引术出现烦躁不安，精神紧张，难以入睡，因此护士应针对病人的不良心理反应做好心理护理，使其接受治疗。

52.解析：戴好手套的手后应保持在肩以下和腰以上水平，保持无菌状态。

53.解析：吸痰时间应少于15秒，以免造成病人缺氧而出现发绀。

54.解析：丧亲者的心理反应按照时间顺序会经历以下几个阶段：震惊与不相信–觉察–恢复期–释怀。家属带着悲痛的情绪着手处理死者后事、准备丧礼是属于恢复期的表现。

55.解析：做血气分析的血标本应放置于肝素抗凝试管的注射器内，防止血液凝固。

56.解析：每次挤压呼吸气囊可进入肺内的空气量是500ml。

57.解析：1978年9月，阿拉木图会议明确了初级卫生保健的概念，并在《阿拉木图宣言》中明确指出：初级卫生保健是实现"2000年人人享有卫生保健"目标的关键和基本途径。

58.解析：意识障碍分为：嗜睡、意识模糊、昏睡、昏迷。昏睡是指病人呈睡眠状态，可被轻刺激唤醒，醒后答非所问，停止刺激后很快入睡。根据病人的临床表现，可判断病人处于昏睡状态。

59.解析：化学消毒剂按照效力分为高、中、低效消毒剂。高效消毒剂主要包括过氧乙酸、环氧乙烷、醛类、高浓度碘类及含氯类；中效消毒剂包括醇类，低浓度碘类及含氯类；低效消毒剂包括氯己定、酚类、季铵盐类。

60.解析：硫酸镁中毒时常用洗胃溶液有镁乳、蛋清水、牛奶，可附于黏膜表面或创面上，保护胃黏膜，并减轻病人疼痛。

61.解析：操作后病人如有便意，嘱病人深呼吸、放轻松，不宜立即上厕所。

62.解析：两人协助病人轴线翻身法适用于脊髓受损或脊椎手术后病人。

63.解析：根据病人的上述表现，可判断该病人存在的健康问题是尿潴留。

64.解析：压力性尿失禁是指腹内压突然增加时（咳嗽、打喷嚏、用力等），排尿失去控制，尿液不自主流出。压力性尿失禁随年龄增长发病率不断升高，主要与膀胱括约肌功能减退等有关。

65.解析：输入大量库存血时，枸橼酸钠与血液中游离的钙结合，使血钙降低。病人出现心率缓慢，手足搐搦，血压下降、伤口渗血。

66.解析：在使用热水袋时，水温一般为60℃~70℃，昏迷、老人、婴幼儿、感觉迟钝、循环不良等病人，水温应低于50℃。此题中E选项腹泻病人意识清楚，皮肤神经感觉良好，热水袋水温为60℃~70℃。

67.解析：止咳糖浆对黏膜有安抚作用，服后不宜立刻饮水，以免冲淡药液。

68.解析：右旋糖酐溶液包括低分子右旋糖酐和中分子右旋糖酐：低分子右旋糖酐可降低血液黏稠度，减少红细胞聚集，改善微循环；中分子右旋糖酐有提高血浆胶体渗透压和扩充血容量的作用。

69.解析：全补偿护理系统适用于昏迷病人、意识清醒但无法行动者（如高位截瘫）以及意识不清有一定行动能力者。上述病人脑出血后意识障碍，左侧偏瘫，因此应选择全补偿护理系统。

70.解析：常用的胶体溶液有：右旋糖酐、低分子羟乙基淀粉、浓缩白蛋白注射液、水解蛋白注射液等。

71.解析：破伤风抗毒素配制好的皮试液的浓度是150U/ml。

72.解析：部分补偿护理系统是指护士和病人共同承担病人的自理活动，在满足自理需要方面都能起主要作用，适用于手术后的病人。

73.解析：护理学家奥瑞姆指出：护理技术包括两个方面，社会和人际交往技术，对机体进行调整技术。

74.解析：病人术前因对手术治疗产生顾虑，对疾病康复缺乏信心，表现为精神和睡眠较差，故焦虑为病人术前主要护理问题。

75.解析：病人术后一周有腹部人工肛门，其主要的护理问题是排便失禁。需定时灌洗，训练有规律的肠道蠕动，达到人为控制排便的目的。

76~78.解析：在护理该病人时，病室温度应保持在22℃~24℃，病室湿度应保持在50%~60%，病室内噪音的控制应低于45分贝。

79.解析：消化道隔离适用于由病人的排泄物直接或间接污染了食物或水源而引起传播的疾病，如伤寒、细菌性痢疾等。患儿突起高热入院，肛门拭子镜检可见大量脓细胞和红细胞，考虑该患儿为细菌性痢疾，因此应采取肠道隔离。

80.解析：隔离衣即使无潮湿或污染也要每日更换。

81.解析：病人在做青霉素皮试五分钟后出现胸闷，面色苍白，出冷汗，脉细速，血压下降，呼之不应，考虑发生了过敏性休克。

82.解析：注射青霉素发生过敏性休克后，应立即停药，将病人平卧，遵医嘱皮下注射盐酸肾上腺素0.5~1ml。

83.解析：抢救过程中病人突发心搏骤停应立即进行胸外心脏按压，按压频率至少为100次/分，成人胸骨下压5cm。

84.解析：胸外心脏按压频率至少为100次/分以上，按压与放松时间之比为1∶1，按压深度不少于5cm。

85.解析：室颤时应尽快给非同步直流电复律。同步电复律适用于心室颤动与扑动以外的快速型心律失常。

86.解析：脾切除术后1天应采取半坐卧位，可减轻腹壁切口的张力，减轻腹痛，促进切口愈合。

87.解析：颅脑疾病术后1天头高足低位，以减轻颅内压，预防脑水肿。

88~89.解析：静脉注射时在穿刺部位上方约6cm处扎止血带，穿刺部位的肢体下垫小枕，嘱病人握拳，针尖斜面与皮肤呈15°~30°进针，见回血后再平进少许，松止血带、松拳，缓慢注入药物，拔针。肥胖病人皮下脂肪较厚，静脉位置较深，进针角度稍加大（30°~40°）。因此88题选D，89题选C。

90.解析：高度危险品是穿过皮肤或黏膜进入无菌组织或器官的器材，或与破损的组织、皮肤黏膜密切接触的器材和用品，如手术器械和用品、穿刺针、输血器材、输液器材、注射用药物和液体、透析器、血液和血液制品、导尿管、膀胱镜、腹腔镜、脏器移植物和活体组织检查钳等。

91.解析：中度危险品仅和皮肤、黏膜相接触，而不进入无菌的组织内，如呼吸机管道、胃肠道内窥镜、气管镜、麻醉机管道、子宫帽、避孕环、压舌板、喉镜、体温表等。

92~94.解析：尸斑出现于死亡后2~4小时，尸僵出现于死亡后1~3小时，尸体腐败出现于死亡后24小时。

95.解析：过氧乙酸易分解而降低杀菌力，应现配现用。

96.解析：氯己定（洗必泰）不可与肥皂、碱等共用，不可与碘酊、高锰酸钾等配伍，不可用高压灭菌。

97~98.解析：小儿的主要吸氧方法是头罩法，病情较重/氧分压明显下降者采用的吸氧方法是面罩法。

99~100.解析：个人距离是护士与病人进行交谈时使用的距离，护士通知病人做好就餐准备时采用个人距离。社会距离常用于工作单位和社会活动时，在护士办公室，护士和同事工作时应采用社会距离。因此，99题选B，100题选E。

2026
护理学（师）
单科 一次过

专业实践能力　全真模拟试卷与解析

全真模拟试卷（五）

全国卫生专业技术资格考试研究专家组　编写

中国健康传媒集团·北京
中国医药科技出版社

内 容 提 要

本书根据最新考试大纲要求，通过分析历年考试真题，并在研究命题规律的基础上精心编写而成。供考生进行模拟自测，梳理对知识点的掌握程度，顺利通关考试。本套试卷分为试题和答案及解析两大部分，以使学生自测后核对答案更加方便。试卷中题型、题量及题目难易程度与考试真题保持高度一致，考生根据自己未通过的科目选择相应的试卷即可。

图书在版编目（CIP）数据

2026护理学（师）单科一次过全真模拟试卷与解析.专业实践能力 / 全国卫生专业技术资格考试研究专家组编写. -- 北京：中国医药科技出版社，2025.8. --（护考应急包）. -- ISBN 978-7-5214-5492-5

Ⅰ. R47-44

中国国家版本馆CIP数据核字第2025FZ6366号

美术编辑　陈君杞
版式设计　南博文化

出版　**中国健康传媒集团** | 中国医药科技出版社
地址　北京市海淀区文慧园北路甲22号
邮编　100082
电话　发行：010-62227427　邮购：010-62236938
网址　www.cmstp.com
规格　889×1194mm $^1/_{16}$
印张　8
字数　290千字
版次　2025年8月第1版
印次　2025年8月第1次印刷
印刷　北京京华铭诚工贸有限公司
经销　全国各地新华书店
书号　ISBN 978-7-5214-5492-5
定价　**25.00元**

获取新书信息、投稿、为图书纠错，请扫码联系我们。

试题部分

一、以下每一道题下面有A、B、C、D、E五个备选答案，请从中选择一个最佳答案，并在答题卡上将相应字母所属的方框涂黑。

1.气管内吸痰时，每次插吸痰管的时间**不宜**超过
A.5秒
B.10秒
C.15秒
D.1.5分钟
E.15分钟

2.具有降低血液黏稠度，改善微循环作用的药物是
A.中分子右旋糖酐
B.水解蛋白
C.白蛋白
D.10%葡萄糖
E.低分子右旋糖酐

3.病人疼痛时的行为反应是
A.面色苍白或潮红
B.呼吸频率增加
C.手心出汗
D.胃肠功能紊乱
E.皱眉、咬嘴唇

4.尸体护理时将尸体仰卧，头下垫枕的主要目的是
A.易于鉴别
B.保持良好姿势
C.便于尸体护理
D.延缓尸僵速度
E.防止面部淤血变色

5.护理计划主要是依据下列哪项制定的
A.护理诊断
B.护理查体
C.医疗诊断
D.既往病史
E.检验报告

6.瞳孔散大的标准是瞳孔直径
A.<2mm
B.2~3mm
C.3~4mm
D.4~5mm
E.>5mm

7.关于煮沸消毒法的叙述，**不正确**的是
A.煮沸消毒前先将物品刷洗干净
B.物品不宜放置过多，要保证各面都与水相接触
C.从物品放入开始计时消毒时间
D.水的沸点受气压影响，海拔高的地区气压低，水的沸点也低
E.将1%~2%的碳酸氢钠加入水中，除增强杀菌效果外，还有去污防锈的作用

8.护士对病人进行病情观察的最佳途径是
A.经常查看护理记录
B.加强医护间的联系
C.与病人日常接触中
D.通过阅读病历
E.进行交接班时

9.属于清洁区的是
A.医护办公室
B.分诊处
C.检验室
D.走廊
E.消毒间

10.控制医院感染最简单有效的方法是
A.洗手
B.戴手套
C.环境消毒
D.隔离传染病人
E.合理使用抗生素

11.被誉为"现代心理学之父"的是
A.马斯洛
B.皮亚杰
C.艾瑞克森
D.弗洛伊德
E.贝塔朗菲

12.构成甲状腺素的主要成分是
A.钙
B.铁
C.锌
D.碘
E.磷

13.给病人实施青霉素皮试前，最重要的准备工作是

A.询问病人有无过敏史

B.选择注射部位要合适

C.抽药剂量要准确

D.准备好注射用物

E.环境要清洁、宽敞

14.**不符合**要素饮食特点的是

A.含一定纤维素，可促进肠蠕动

B.适用于肠胃道瘘、严重烧伤病人

C.有利于纠正负氮平衡

D.无需消化也能被吸收

E.含有人体所必需的各种营养素

15.护理程序的步骤排列顺序，正确的是

A.评估-诊断-计划-评价-实施

B.评估-计划-诊断-实施-评价

C.评估-实施-计划-诊断-评价

D.评价-诊断-计划-实施-评估

E.评估-诊断-计划-实施-评价

16.为传染病病人吸痰时，**错误**的做法是

A.痰液黏稠可扣拍背部

B.咳痰前穿隔离衣戴手套

C.一次吸痰时间不超过15秒

D.痰液滴落地面应立即清洁处理

E.一次性吸痰管放入高危品袋中焚烧

17.伤寒病人灌肠的液量及液面距肛门的距离应是

A.1000ml、不超过30cm

B.1000ml、不超过60cm

C.不超过500ml、不超过30cm

D.不超过500ml、不超过40cm

E.500ml、60cm

18.根据人类基本需要层次论，对各层次间关系的理解，**不正确**的是

A.先满足低层次需要，再考虑较高层次的需要

B.不同层次需要不会重叠出现

C.各层次间相互影响

D.个体的基本需要满足的程度和健康状况成正比

E.个体满足生理需要的方式类似

19.在传染病区内护士穿隔离衣的防范，正确的是

A.穿戴工作衣帽，取下手表，卷袖于肘下洗手

B.穿隔离衣时其污染面应朝内对着操作者

C.穿衣袖时双手不可触及隔离衣的外面

D.两手在背后捏住隔离衣内外边缘对齐折叠系带

E.穿隔离衣后双臂保持在腰以下视线范围内

20.护士的思想道德素质**不包括**

A.热爱护理事业

B.自爱、自尊、自信、自强

C.有较高的慎独修养

D.忠于职守，救死扶伤

E.心理健康，情绪稳定

21.需要采血清标本的是

A.测定血尿素氮

B.检测血氧分压

C.测定血清酶

D.测定血氨

E.测定血沉

22.婴幼儿使用热水袋的水温应低于

A.65℃

B.60℃

C.55℃

D.50℃

E.45℃

23.给药方式吸收最快的是

A.直肠给药

B.肌内注射

C.皮下注射

D.吸入

E.口服

24.护士在执行医嘱的过程中，做法**错误**的是

A.护士向医生指出医嘱中的错误后，医生仍执意要求护士执行时，护士应遵医嘱执行

B.发现医嘱有明显错误时，护士有权不执行医嘱

C.病人对医嘱提出疑问时，护士应核实医嘱

D.一般不执行口头医嘱

E.不可修改医嘱

25.下列**不属于**输液反应的是

A.空气栓塞

B.发热反应

C.溶血反应

D.循环负荷过重反应

E.静脉炎

26.在建立护患关系初期，护患关系发展的主要任务是

A.为病人解决健康问题

B.与病人建立信任关系

C.为病人制定护理计划

D.确定病人的健康问题

E.对病人收集资料

27."健康新视野"提出，未来工作方向的侧重点是

A.从疾病转向健康促进方面

B.晚年的生活质量

C.健康的保护

D.生命的保护

E.生命的培育

28.**不符合**药物管理原则的是

　　A.病人个人用药单独存放，并证明床号、姓名

　　B.药柜置于光线明亮、阳光直射处，保持整洁

　　C.按易挥发、易氧化、易燃易爆等分类保存

　　D.定期检查，如有异样，应立即停止使用

　　E.按内服、外用、注射、剧毒等分类保管

29.使用时需要观察尿量的药物是

　　A.5%碳酸氢钠

　　B.50%葡萄糖

　　C.20%甘露醇

　　D.西地兰

　　E.硫酸镁注射液

30.为昏迷病人插胃管，为了提高成功率，当胃管插至15cm时将病人头部托起，使下颌靠近胸骨柄，其目的是增大

　　A.咽喉部通道的弧度

　　B.贲门口水平处弧度

　　C.平气管交叉处弧度

　　D.环状软骨水平弧度

　　E.食管通过膈肌弧度

31.病人可以根据需要和利益得到所有的可能服务属于佩皮劳人际关系模式的

　　A.认知期

　　B.认识期

　　C.确认期

　　D.开拓期

　　E.解决期

32.现有95%乙醇500ml，要配制70%乙醇，需加入灭菌蒸馏水的量是

　　A.132ml

　　B.179ml

　　C.185ml

　　D.279ml

　　E.385ml

33.关于护理诊断排列顺序的叙述，正确的是

　　A.一个病人首优的护理诊断只能有一个

　　B.护士可以参照马斯洛的需要层次论对护理诊断进行排序

　　C.首优的护理诊断解决之后再解决中优问题

　　D.现存的护理诊断应排在"有……危险"的护理诊断之前

E.对于某个病人来说，护理诊断的先后次序常常是固定不变的

34.关于小量不保留灌肠的叙述，正确的是

　　A.右侧卧位，双膝屈曲

　　B.小儿插管深度4~7cm

　　C.灌入50%硫酸镁60ml

　　D.灌肠后注入温开水20~30ml

　　E.保留溶液30分钟后排便

35.关于舒适和不舒适的叙述，**不正确**的是

　　A.舒适是自我满足的主观感受

　　B.最高水平的舒适是一种健康状态

　　C.影响舒适的因素包括身体、心理和社会三方面

　　D.疼痛会给病人带来严重的不舒适

　　E.舒适和不舒适没有严格的分界线

36.为防止脑水肿，用冰槽降温时病人的肛温维持在

　　A.25℃

　　B.28℃

　　C.30℃

　　D.33℃

　　E.35℃

37.医疗卫生法的基本原则**不包括**

　　A.公平原则

　　B.保护弱者原则

　　C.预防为主原则

　　D.卫生保护原则

　　E.病人自主原则

38.对要素饮食的叙述，**不正确**的是

　　A.是一种化学精制食物

　　B.由无渣小分子物质组成

　　C.容易消化

　　D.营养价值高

　　E.营养全面

39.下列属虚证的临床症状是

　　A.体质多壮实

　　B.精神萎靡，声低气微

　　C.声高气粗

　　D.胸腹按之疼痛，胀满不减

　　E.脉象有力

40.属于沟通基本层次中最高层次是

　　A.一般性沟通

　　B.事务性沟通

　　C.分享性沟通

　　D.共鸣性沟通

　　E.情感性沟通

41.为糖尿病病人留尿作尿糖定量检查，采集尿标本的方法是
   A.留中段尿5ml
   B.留24小时尿
   C.饭前留尿100ml
   D.随时留尿100ml
   E.留清晨第1次尿约100ml

42.按皮亚杰的观点，以自我为中心，单方面考虑问题的儿童处于
   A.运思期
   B.形式运思期
   C.具体运思期
   D.前运思期
   E.感觉运动期

43.可以防止细菌污染，延缓尿液中化学成分分解的防腐剂是
   A.甲苯
   B.乙酸
   C.甲醛
   D.浓盐酸
   E.95%乙醇

44.近代护理形成的时间为
   A.20世纪初
   B.19世纪中叶
   C.18世纪中叶
   D.18世纪初
   E.17世纪中叶

45.肌肉等长练习的正确描述是
   A.等长运动又称动力运动
   B.增加肌肉的张力且改变肌肉的长度
   C.增加肌肉的张力而不改变肌肉的长度
   D.伴有明显的关节运动
   E.因肌肉长度改变而肢体运动

46.对人类健康保障起决定作用的因素是优良的
   A.治疗性环境
   B.社会环境
   C.自然环境
   D.心理环境
   E.生理环境

47.直接输新鲜血100ml需加入3.8%枸橼酸钠溶液的量是
   A.25ml
   B.20ml
   C.15ml
   D.10ml
   E.5ml

48.下列意识障碍中，属最轻度的是
   A.意识模糊
   B.浅昏迷
   C.嗜睡
   D.昏睡
   E.烦躁

49.最佳健康模式的提出者是
   A.Orem
   B.Orlando
   C.Henderson
   D.Dunn
   E.Roy

50.无菌持物钳的湿式保存法，消毒液应浸泡达到的深度为
   A.没过整钳
   B.持物钳的1/2
   C.持物钳轴上2~3cm
   D.持物钳轴下2~3cm
   E.持物钳轴关节

51.患儿，男，7岁。在学校的历次考试中均不及格，常受伙伴的嘲笑和家长的责骂，按照艾瑞克森学说，长此以往患儿将出现的负性社会心理发展结果是
   A.过于依从别人
   B.自卑失望退缩
   C.纵容自己
   D.攻击他人
   E.鄙视他人

52.病人，男性，52岁。有胃溃疡病史，近日来上腹部疼痛加剧，医嘱做粪便隐血试验，检查前3天能给病人食用的菜谱是
   A.青菜，炒鸡肝
   B.油豆腐，鸡血汤
   C.茭白，炒鸡蛋
   D.菠菜，红烧青鱼
   E.卷心菜，五香牛肉

53.病人，女性，50岁。面部烧伤，恢复期，面部留有疤痕，病人常有自卑感，不愿见人。护士应特别注意满足病人需要的层次是
   A.自我实现的需要
   B.尊重的需要
   C.爱与归属的需要
   D.安全的需要

E.生理的需要

54.病人，女性，35岁。因车祸丈夫突然去世后病人出现一过性活动受限，生活不能自理等。其主要原因是
A.严重疾病
B.生理因素
C.全身乏力
D.心理因素
E.神经系统功能受损

55.病人，女性，52岁。因饮食量增加但体重减轻，多次检查空腹血糖均≥8.5mmol/L，按糖尿病进行治疗，病情好转，准备近日出院，护士对其进行血糖仪使用方法的指导，属于自理理论的
A.支持–教育系统
B.部分代偿护理系统
C.部分补偿护理系统
D.全代偿护理系统
E.全补偿护理系统

56.病人，女性，52岁。需肠道抗感染治疗，护士遵医嘱给其行保留灌肠，下列正确的是
A.液面距离肛门高度40~60cm
B.肛管插入直肠长度20~25cm
C.臀部抬高20cm以防止药液溢出
D.阿米巴痢疾取左侧卧位
E.晚上睡觉前灌肠为宜

57.病人，女性，29岁。呼吸道感染，咳嗽，咳痰。护士为其进行雾化吸入，可选择的药物是
A.舒喘灵
B.氨茶碱
C.α–糜蛋白酶
D.庆大霉素
E.地塞米松

58.孕妇，尿潴留，护士准备为其行导尿术。下列操作**欠妥**的是
A.用无菌持物镊夹取棉球消毒外阴
B.检查导尿包的名称及灭菌日期
C.将无菌、非无菌物品分别放置
D.关闭门窗，保护病人隐私
E.戴口罩、帽子并清洗双手

59.病人，男性，72岁。1周前早晨起床发现半身肢体瘫痪，现病情稳定准备进行康复功能训练。训练前对病人进行患肢肌力程度监测为1级，该肌力程度的表现是
A.肢体能作对抗阻力运动，但肌力减弱
B.肢体能抬离床面，但不能对抗阻力
C.肢体可移动位置，但不能抬起

D.可见肌肉轻微收缩，但无肢体运动
E.完全瘫痪，肌力完全丧失

60.病人，男性，58岁，长期卧床。护士为预防其发生便秘而制定如下护理计划，其中**不妥**的措施是
A.如需泻药应选择作用缓和的药物
B.排便时可配合做腹部按摩
C.禁用油脂类食物
D.排便时可抬高床头
E.每天液体摄入量不少于2000ml

61.病人，男性，42岁。近2个月持续入睡困难，夜间多梦、易醒，醒后仍觉疲倦，急躁易怒。正确的做法是
A.饮酒以促进睡眠
B.睡前大量剧烈活动
C.尽早休息，迫使自己入睡
D.夜间睡眠不够，白天补足
E.进行短时间阅读或听柔和音乐放松

62.病人，男性，65岁，肺气肿。吸氧后缺氧情况明显好转，遵医嘱停用氧气时应首先
A.开总开关
B.取下湿化瓶
C.取下鼻导管
D.关流量表开关
E.记录停氧时间

63.病人，女性，65岁。老年性白内障术后第3天，为预防感染，需要滴眼药。护士在操作时，眼药的滴入部位应该是
A.眼上部结膜囊
B.眼下部结膜囊
C.眼角膜
D.上眼睑
E.下眼睑

64.病人，男性，66岁。糖尿病，不会讲普通话。护士在与其交流时应特别注意使用的沟通技巧是
A.参与
B.沉默
C.提问
D.倾听
E.核对

65.某社区卫生服务站，负责社区内居民的预防、保健、医疗、康复和健康教育及计划生育，这属于社区护理的
A.广泛性
B.综合性
C.连续性
D.实用性

E.整体性

66.病人，男性，57岁。因心肌梗死入院。主管护士评估后确定其有以下健康问题。应优先解决的问题是
A.知识缺乏
B.气体交换受损
C.活动无耐力
D.营养失调：低于机体需要量
E.舒适改变：心前区疼痛

67.病人，女性，24岁。长期口角糜烂，最可能缺乏的营养素是
A.维生素PP
B.维生素B_{12}
C.维生素B_6
D.维生素B_2
E.维生素B_1

68.病人，男性，36岁。右上腹痛，腹胀，嗳气，准备做胆囊造影，检查前1天午餐应进食
A.低脂肪饮食
B.高脂肪饮食
C.高蛋白饮食
D.无脂肪饮食
E.低蛋白饮食

69.病人，女性，19岁。爬山时左踝部扭伤，导致局部肿胀、疼痛，立即来医院就诊，正确的处理措施是
A.用红外线烤灯照射
B.局部用热水袋热敷
C.局部用冰块冷敷
D.热湿敷
E.按摩患处

70.病人，男性，59岁。心肌梗死，经抢救病情稳定，平时饮食精细，时常便秘，为其讲解预防便秘的知识，该病人复述的内容应予以纠正的是
A.每晚睡前使用开塞露
B.摄入足够的水分
C.多食蔬菜，水果和粗粮
D.适当翻身或下床活动
E.每日定时排便一次

71.病人，男性，65岁。以肺心病入院，护士为其进行静脉穿刺，进针时有回血，推药时病人疼痛明显。此时可能出现的问题是
A.针头未刺入血管内
B.针头未完全刺入血管内
C.针头刺破对侧血管壁
D.针头穿透对侧血管壁

E.针头滑出血管外

二、以下提供若干个案例，每个案例下设若干个考题。请根据各考题题干所提供的信息，在每题下面的A、B、C、D、E五个备选答案中选择一个最佳答案，并在答题卡上将相应字母所属的方框涂黑。

（72~73题共用题干）
病人，男性，55岁，急性肾小球肾炎，轻度水肿。
72.病人每天的饮食中食盐的摄入量应低于
A.0.5g
B.1g
C.1.5g
D.2g
E.2.5g

73.病人每天的饮食中蛋白质的摄入应低于
A.40g
B.50g
C.60g
D.70g
E.80g

（74~76题共用题干）
病人，男性，64岁。突然出现胸骨后压迫性疼痛并放射到左肩和左侧小指，不能忍受，面色苍白、出冷汗、心率快，心电图可见ST段压低、T波倒置，使用消心痛5分钟后疼痛缓解。
74.对病人进行的健康指导，错误的是
A.宜摄入低脂肪、低胆固醇食物
B.不宜饮浓茶，避免刺激性食物
C.病情缓解期可适当参加活动
D.食物中宜高糖，适量纤维素
E.宜平时携带保健盒以备急用

75.引起病人疼痛的原因是
A.温度刺激
B.物理损伤
C.化学损伤
D.病理改变
E.心理因素

76.病人的疼痛属于世界卫生组织（WHO）对疼痛程度分级的
A.0级
B.1级
C.2级
D.3级
E.4级

（77~78题共用题干）
病人，男性，肠腔高度胀气，遵医嘱行肛管排气。

77.下列护理措施中，**不正确**的是
   A.取左侧卧位
   B.橡胶管流出足够长度并妥善固定
   C.保留肛管不超过30分钟
   D.排气不畅时，帮助病人变换体位或按摩腹部
   E.需要时，2~3小时后再行肛管排气

78.护士分析病人平日饮食习惯，给予健康指导**不妥**的是
   A.多饮水
   B.少食用豆类食物
   C.少食高糖类食物
   D.选用清淡、易消化食物
   E.少食水果、蔬菜等富含粗纤维素的食物

（79~80题共用题干）
   病人，男性，18岁。因"急性肺炎"入院。病人神志清楚，咳嗽、咳痰，体温39.5℃。医嘱：乙醇拭浴。

79.乙醇拭浴时，冰袋**不宜**放置在病人的
   A.头部
   B.腋下
   C.腹股沟
   D.手心
   E.足底

80.因病人咳嗽加剧，痰液黏稠，遵医嘱超声雾化吸入，首选的药物是
   A.庆大霉素
   B.α-糜蛋白酶
   C.氨茶碱
   D.沙丁胺醇
   E.地塞米松

（81~83题共用题干）
   病人，女性，26岁。因停经6周，阴道少量出血就诊，诊断为先兆早产，需肌内注射黄体酮。

81.吸取药液操作**不妥**的是
   A.认真查对无误
   B.将安瓿用两手对搓
   C.消毒安瓿颈部，折断安瓿
   D.选择细长针头
   E.针头斜面向下置入安瓿瓶内液面下吸药

82.注射时，病人的正确姿势是
   A.上腿伸直，下腿弯曲
   B.上腿弯曲，下腿伸直
   C.两腿均伸直
   D.两腿均弯曲
   E.足尖分开，足跟相对

83.正确的注射部位是
   A.从臀裂顶点向左或向右划一水平线，从髂前上棘作一垂直线，取外上1/4处避开内角
   B.髂前上棘和尾骨连线的外上1/3处
   C.示指尖和中指尖分别置髂前上棘和髂嵴下缘，在髂嵴、示指、中指构成三角形内角内
   D.髂前上棘内侧三横指处，以病人自己手指宽度为标准
   E.大腿中段外侧，膝关节以上

（84~85题共用题干）
   病人，女性，53岁。乳腺癌晚期，身体极度衰竭，卧床不起，情绪暴躁、常无端发脾气。

84.此时该病人的心理反应是
   A.否认期
   B.愤怒期
   C.协议期
   D.忧郁期
   E.接受期

85.护理该病人时，**不恰当**的护理措施是
   A.劝慰病人不要轻易表达不良情绪
   B.允许病人表达不良情绪
   C.防止病人的过激行为
   D.给予精神支持
   E.做好与家属的沟通

三、以下提供若干组考题，每组考题共同使用在考题前列出的A、B、C、D、E五个备选答案。请从中选择一个与考题关系密切的答案，并在答题卡上将相应题号的相应字母所属的方框涂黑。每个备选答案可能被选择一次、多次或不被选择。

（86~87题共用备选答案）
   A.15秒
   B.30秒
   C.1分钟
   D.2分钟
   E.3分钟

86.护士洗手揉搓的时间**不少于**
87.护士涂擦消毒手时涂擦的时间**不少于**

（88~89题共用备选答案）
   A.全补偿系统
   B.部分补偿系统
   C.支持教育系统
   D.预防系统
   E.帮助系统

88.根据自理模式理论，对糖尿病病人进行护理时应采用
89.根据自理模式理论，对昏迷病人进行护理时应采用

（90~91题共用备选答案）
   A.4~6cm
   B.7~10cm
   C.12~14cm

D.15~20cm

E.22~24cm

90.大量不保留灌肠肛管插入深度为

91.保留灌肠肛管插入深度为

（92~93题共用备选答案）

　　A.暗绿色

　　B.暗红色

　　C.无光样黑色

　　D.柏油色

　　E.陶土色

92.胆道完全阻塞时，粪便呈

93.下消化道出血时，粪便呈

（94~95题共用备选答案）

　　A.复方氯化钠溶液

　　B.5%碳酸氢钠溶液

　　C.0.9%氯化钠溶液

　　D.11.2%乳酸钠溶液

　　E.10%葡萄糖酸钙溶液

94.在输血前、后，防止不良反应发生，应静脉输入的溶液是

95.为预防枸橼酸钠中毒发生，每输入1000ml库存血，应按医嘱静脉注射的液体是

（96~97题共用备选答案）

　　A.钙

　　B.磷

　　C.碘

　　D.锌

　　E.铁

96.参与合成血红蛋白、肌红蛋白与细胞色素A的物质是

97.调节心脏和神经传导及肌肉收缩的物质是

（98~100题共用备选答案）

　　A.在现实生活中的社会位置及相应的权利、义务和行为规范

　　B.没有进入病人角色，不承认自己是病人，不能很好地配合医疗和护理

　　C.病人与其患病前的各种角色发生心理冲突而引起行为的不协调

　　D.安于病人角色，对自我能力表示怀疑，产生退缩和依赖心理

　　E.适应病人角色后，由于某种原因，又重新承担起本应免除的社会角色的责任

98.角色行为强化

99.角色行为缺如

100.角色行为冲突

答案与解析

序号	1	2	3	4	5	6	7	8	9	10
答案	C	E	E	E	A	E	C	C	E	A
序号	11	12	13	14	15	16	17	18	19	20
答案	D	D	A	A	E	D	C	B	C	E
序号	21	22	23	24	25	26	27	28	29	30
答案	C	D	D	A	C	B	A	B	C	A
序号	31	32	33	34	35	36	37	38	39	40
答案	D	B	B	B	C	D	B	C	B	D
序号	41	42	43	44	45	46	47	48	49	50
答案	B	D	A	B	A	B	D	C	D	C
序号	51	52	53	54	55	56	57	58	59	60
答案	B	C	B	D	A	E	D	A	D	C
序号	61	62	63	64	65	66	67	68	69	70
答案	E	C	B	E	B	B	D	B	C	A
序号	71	72	73	74	75	76	77	78	79	80
答案	B	D	A	D	D	D	C	E	E	B
序号	81	82	83	84	85	86	87	88	89	90
答案	D	A	B	B	A	A	D	C	A	B
序号	91	92	93	94	95	96	97	98	99	100
答案	D	E	B	C	E	E	A	D	B	C

1.解析：气管内吸痰时每次吸痰的时间不超过15秒，以免引起机体缺氧。

2.解析：低分子右旋糖酐可扩充血容量，降低血液黏滞性，改善微循环。

3.解析：剧烈疼痛时病人常伴有面色苍白、眉头紧锁、出汗、咬唇等痛苦表情。

4.解析：尸体护理时头下垫枕头的主要目的是防止面部淤血变色。

5.解析：护理计划是针对护理诊断制定的具体护理措施。

6.解析：正常瞳孔等大等圆，直径为2~5mm，瞳孔直径大于5mm称瞳孔散大，瞳孔直径小于2mm称为瞳孔缩小。

7.解析：煮沸消毒时，消毒时间从水沸腾后算起，中途另加物品，则再次水沸腾后重新计时。

8.解析：护士与病人日常接触中能直接、真实地观察到病人病情。

9.解析：清洁区指未被病原微生物污染的区域，如治疗室、值班室、配餐间、消毒间等。

10.解析：清除医务人员手上的污垢和致病微生物，可切断经手传播的途径，是控制医院内感染最简单有效的方法。

11.解析：弗洛伊德被誉为"现代心理学之父"，创建了性心理学说。

12.解析：碘的生理功能是构成甲状腺素的主要成分；参与体内热能的代谢；促进生长发育。

13.解析：青霉素过敏试验前应详细询问病人用药史、药物过敏史及家族史。凡初次用药、停药3天后再用，或中途用药过程中更改青霉素批号时，均需做药物过敏试验。

14.解析：要素饮食不含纤维素，可直接被消化吸收。

15.解析：护理程序包括评估、诊断、计划、实施、评价五个步骤。

16.解析：为传染病病人吸痰时，如痰液滴落地面，应进行消毒处理。

17.解析：伤寒病人灌肠时灌肠桶内液面不得高于肛门30cm，液体量不得超过500ml。

18.解析：不同层次的需要并不是截然分开的，各层次需要间可相互影响，重叠出现。

19.解析：在传染病区内穿隔离衣时应注意：洗手时应取下手表，卷袖于肘上，穿隔离衣时其污染面应朝外，两手在背后将边缘对齐，向一侧折叠，并按住折叠处，穿隔离衣后双臂应保持在腰以上、肩以下。

20.解析：心理健康、情绪稳定属于护士素质中的心理素质。

21.解析：血清标本用于测定血清酶、脂类、电解质、肝功能等，使用普通干燥试管。

22.解析：婴幼儿、昏迷病人使用热水袋的水温不应超过50℃。

23.解析：除动、静脉注射外，给药方式吸收顺序：吸入>舌下含服>直肠>肌内注射>皮下注射>口服>皮肤。

24.解析：护士向医生指出医嘱中的错误后，医生仍执意要求护士执行时，护士应坚决拒绝执行医嘱。

25.解析：溶血反应属于输血反应，其余均属于输液反应。

26.解析：护患关系初始期的主要任务是护患之间建立信任关系，并确定病人的需要。

27.解析：健康保护与健康促进是健康新视野提出的两个核心概念，"健康新视野"提出，未来工作方向的侧重点是从单纯的疾病治疗转变为健康促进模式。

28.解析：药柜置于光线明亮处，保持整洁，但应避免阳光直射。

29.解析：甘露醇为利尿脱水剂，因此应观察尿量。

30.解析：当胃管插至15cm时达到咽喉部，对清醒的病人可嘱病人做吞咽动作，但对昏迷的病人，应将病人头部托起，使下颌角尽量靠近胸骨柄，以增大咽喉部通道的弧度，便于胃管沿后壁滑行，顺利通过食管口。

31.解析：佩皮劳的人际关系模式分为四个时期：①认识期：是了解问题的时期，是护士和病人见面后互相认识的阶段。②确认期：是确定适当的专业性帮助的时期。③开拓期：病人可以得到根据其需要和利益而提供的所有可能的服务。④解决期：病人的需要已经在护士和病人的共同努力下得到满足，治疗性关系可以结束。

32.解析：需要加入灭菌蒸馏水的量为：（500×95%）÷70%-500=179ml。

33.解析：护理诊断的排序原则：①优先解决直接危及生命的问题；②按照马斯洛层次需要理论，优先解决低层次需要，再解决高层次需要；③在不违背原则的基础上，可优先解决病人主观上认为重要的问题；④优先解决现存的问题，但不忽视潜在的问题。

34.解析：小量不保留灌肠时病人取左侧卧位，双膝屈曲，液面距肛门低于30cm；成人插入深度为7~10cm，小儿4~7cm；灌肠后用注水器最后注入5~10ml温开水，保留时间为10~20分钟；常用的灌肠溶液为"1，2，3"灌肠液，即50%硫酸镁30ml、甘油60ml和温开水90ml。

35.解析：影响舒适的因素包括身体、心理、社会和环境四个方面。

36.解析：用冰槽降温时，肛温应维持在33℃左右，不低于30℃，防止出现心室颤动。

37.解析：医疗卫生法的基本原则包括：卫生保护原则、预防为主原则、公平原则、保障社会健康原则和病人自主原则。

38.解析：要素饮食不需要经过消化，可直接被肠道黏膜吸收。

39.解析：虚证是指人体的正气不足，脏腑功能衰退所表现的证候，多见于素体虚弱，后天失调，或久病、重病之后。体质多壮实；声高气粗；胸腹按之疼痛，胀满不减；脉象有力属实证，是邪气过盛、脏腑功能亢盛所表现出来的证候。本题选B。

40.解析：共鸣性沟通，这是沟通的最高层次，指沟通双方对语言和非语言行为的理解一致，达到分享彼此感觉的最高境界。

41.解析：尿糖定量检查需留置24小时尿液。

42.解析：皮亚杰将儿童的认知发展分为四阶段，其中前运思阶段已经能使用语言及符号等表达外在事物，以自我为中心，能思维但不合逻辑，不能考虑事物的全面性。

43.解析：尿液中加入甲苯可保持尿液的化学成分不变，加入浓盐酸可防止尿中激素被氧化，加入甲醛可固定尿液中有机成分。

44.解析：近代护理学形成于19世纪中叶。

45.解析：等长练习又称为等长性力量练习或静力性练习，是肌肉以等长收缩的形式使人体保持某一特定位置或对抗固定不动的阻力练习方式。

46.解析：优良的社会环境可对人类健康保障起决定作用。

47.解析：每50ml的新鲜血加入3.8%枸橼酸钠溶液是5ml，故100ml的新鲜血加入3.8%枸橼酸钠溶液是10ml。

48.解析：意识障碍分为意识模糊、谵妄、嗜睡、昏迷（浅昏迷、深昏迷），而嗜睡是意识障碍中最轻的。

49.解析：最佳健康模式是邓恩（Dunn）1961年提出的。

50.解析：无菌持物钳的湿式保存法，消毒液面浸没轴节以上2~3cm或镊子长度的1/2。

51.解析：按照艾瑞克森学说，此患儿处于学龄期，负性社会心理发展结果是对自己失望，并从学校的学习及同学的交往中退缩下来。

52.解析：粪便隐血试验前3天内不能食用动物血、肉、肝、铁剂、绿色蔬菜，避免造成假阳性反应；可以进食白色的鸡蛋、牛奶、豆腐、茭白等。选项A中的青菜、鸡肝，选项B中的鸡血、选项D中的菠菜、选项E中的卷心菜均不能进食。因此此题应选C。

53.解析：病人因面部受伤常有自卑感，不愿见人，此时护士应特别注意尊重病人，满足病人尊重的需要。

54.解析：根据题意可知，病人因亲人突然离世，精神刺激过大，一时没有接受现实而出现生活不能自理，其主要原因是病人的心理因素。

55.解析：支持－教育系统适用于慢性病病人和文化层次较高者。病人诊断为糖尿病，病情好转，准备出院，因此应选择支持－教育系统。

56.解析：阿米巴痢疾病变多在回盲部，灌肠时应取右侧卧位。保留灌肠时肛管插入的深度为15~20cm，液面距肛门不超过30cm，臀部抬高10cm以防药液溢出。肠道感染治疗以晚上睡前灌肠为宜，因为此时活动减少，药物易于保留吸收，可达到治疗目的。

57.解析：患者因为气道感染出现咳嗽、咳痰，应选择庆大霉素，控制气道炎症，减少炎性渗出和痰液生成。

58.解析：无菌钳只能用于夹取无菌物品，不能夹取油纱布、换药或消毒皮肤，以防被污染。

59.解析：肌力分为6级：0级：肌肉无任何收缩。1级：肌肉轻微收缩，但无肢体运动。2级：肢体可移动位置，但不能抬起。3级：肢体能抬离床面，但不能对抗阻力。4级：能对抗阻力运动，但肌力较弱。5级：肌力正常。

60.解析：为预防长期卧床病人发生便秘，应适当食用油脂类食物，可以润肠通便。

61.解析：失眠症的护理：通过听音乐等缓解焦虑与恐惧情绪；消除环境中的不良刺激；安排规律生活，建立良好的睡眠习惯；入睡前避免过度兴奋；夜间病人入睡后，尽量避免护理操作；及时解除疼痛不适；个别病人情绪焦虑可采用暗示疗法。

62.解析：停用氧气时，应先拔出鼻导管，再关闭氧气开关。

63.解析：用滴管或眼药滴瓶将药液滴入眼下部结膜囊，以达到杀菌、收敛、消炎、麻醉、散瞳、缩瞳等治疗作用。

64.解析：上述病人不会讲普通话，为了保证护士能正确理解病人的陈述，护士应通过核对加以核实。

65.解析：综合性指针对各类不同人群，社区卫生服务的内容由预防、保健、医疗、康复、康复教育、计划生育技术服务等综合而成，并涉及与健康相关的生物、心理、社会各个方面。

66.解析：心前区剧烈疼痛是最早出现和最突出的症状，因此心肌梗死病人应首先解决的问题是心前区疼痛。

67.解析：维生素B_2的缺乏会导致口腔、唇、皮肤、生殖器的炎症和功能障碍，称为核黄素缺乏病。

68.解析：胆囊造影前一日午餐应进高脂肪饮食，使胆囊收缩，胆汁排空，有助于造影剂进入胆囊；造影前一日晚餐进无脂肪饮食，以减少胆汁分泌。晚餐后口服造影剂，禁食、禁烟至次日上午。次日上午造影后进食高脂肪，促进胆囊内造影剂排出。

69.解析：闭合性损伤的病人在伤后24小时内，应该采取制动、抬高患肢、冷敷的方法来处理。

70.解析：每晚睡前使用开塞露会产生依赖性，反而失去正常的排便功能，导致慢性便秘。

71.解析：针头刺入较深，斜面一半穿破对侧血管壁，抽吸有回血，推注少量药液，局部可无隆起，但因部分药液溢至深层组织，病人有痛感。

72~73.解析：急性肾小球肾炎病人出现轻度水肿时应低盐饮食，每天的食盐摄入量少于2g。肾脏疾病病人饮食中蛋白质的摄入应低于40g。因此，72题选D，73题选A。

74.解析：心绞痛发作的病人饮食宜低热量、低脂肪、低胆固醇、少糖、少盐、适量蛋白质、纤维素和丰富的维生素饮食，宜少食多餐，半饱，避免辛辣刺激食物。

75.解析：动脉粥样硬化所致的冠状动脉管腔狭窄和痉挛是心绞痛发生的最主要原因。其使冠状动脉血流量减少、心肌缺血、缺氧后代谢产物刺激心脏内的传入神经末梢，导致心绞痛。其疼痛的原因是病理改变。

76.解析：WHO将疼痛分为四级：0级－无痛；1级－轻度疼痛，尚可忍受，不影响睡眠；2级－中度疼痛，疼痛明显，不能忍受，要求使用镇痛剂；3级－重度疼痛，疼痛剧烈，不能忍受，需要使用镇痛剂。

77.解析：肛管排气肛管插入深度为15~18cm，保留时间不超过20分钟。长时间留置肛管导致肛门括约肌的反应降低，甚至导致括约肌永久松弛。

78.解析：病人应养成细嚼慢咽的习惯，进食易消化，勿用产气食物或饮料，多食水果、蔬菜等含粗纤维的饮食。

79.解析：乙醇擦浴的禁忌部位包括胸前区、腹部、后颈、足底。足底禁止用冷以防反射性引起末梢血管收缩影响散热或引起一过性冠状动脉收缩。

80.解析：病人痰液黏稠，因此应选择 α–糜蛋白酶稀释痰液，帮助祛痰。

81.解析：吸取药液宜选用较粗的针头吸取。

82.解析：肌内注射时病人应取侧卧位：上腿伸直，下腿稍弯曲，以让臀部肌肉放松。

83.解析：肌内注射的定位法：十字法：臀裂顶点向左或向右画一水平线，然后从髂嵴最高点作一平分线，取外上1/4处避开内角。连线法：髂前上棘和尾骨连线的外上1/3处。三指法：即髂前上棘外侧三横指处（以病人自己手指宽度为标准）。二指法：即以示指尖和中指尖分别置于髂前上棘和髂嵴下缘处，这样髂嵴、示指、中指便构成了一个三角形，注射部位在示指和中指构成的内角。股外侧肌注射定位法：大腿中段外侧，成人为膝关节上10cm，髋关节下10cm，宽约7.5cm。

84.解析：病人情绪暴躁、常无端发脾气可以判断病人处于愤怒期。

85.解析：处于愤怒期的病人允许病人以发怒、抱怨、不合作的行为来宣泄内心的不愉快，但应注意防止意外事件的发生。

86~87.解析：护士洗手揉搓消毒、涂擦消毒的时间不少于15秒，时间太短不能有效地去除致病菌。因此，86题选D，87题选D。

88~89.解析：全补偿系统适用于昏迷病人、意识清醒但无法行动者以及意识不清有一定行动能力者。部分补偿系统适用于手术后病人。支持–教育系统：适用于慢性病病人和文化层次较高者。因此88题选C，89题选A。

90~91.解析：大量不保留灌肠，肛管插入的深度为7~10cm。保留灌肠，肛管插入深度为15~20cm。因此90题选B，91题选D。

92~93.解析：柏油样便见于上消化道出血；陶土色便见于胆道完全梗阻；暗红色血便见于下消化道出血。因此92题选E，93题选B。

94.解析：在输血前、后及两袋血之间静脉输入0.9%氯化钠溶液可以防止不良反应发生。

95.解析：输入库存血1000ml以上时，须静脉注射10%葡萄糖酸钙或氯化钙10ml，以补充钙离子。

96~97.解析：铁是合成血红蛋白、肌红蛋白与细胞色素A的主要成分。钙是构成骨骼和牙齿的重要成分，调节心脏和神经的传导和肌肉收缩，参与凝血过程，是多种酶的激活剂，降低毛细血管和细胞膜的通透性。因此96题选E，97题选A。

98~100.解析：角色行为强化指安于病人角色，对自我能力表示怀疑，产生退缩和依赖心理。角色行为缺如指没有进入病人角色，不承认自己是病人，不能很好地配合医疗和护理。角色行为冲突指病人与其患病前的各种角色发生心理冲突而引起行为的不协调。因此98题选D，99题选B，100题选C。

2026

护理学（师）

单科 一次过

专业实践能力 全真模拟试卷与解析

全真模拟试卷（六）

全国卫生专业技术资格考试研究专家组 编写

中国健康传媒集团·北京
中国医药科技出版社

内 容 提 要

本书根据最新考试大纲要求，通过分析历年考试真题，并在研究命题规律的基础上精心编写而成。供考生进行模拟自测，梳理对知识点的掌握程度，顺利通关考试。本套试卷分为试题和答案及解析两大部分，以使学生自测后核对答案更加方便。试卷中题型、题量及题目难易程度与考试真题保持高度一致，考生根据自己未通过的科目选择相应的试卷即可。

图书在版编目（CIP）数据

2026护理学（师）单科一次过全真模拟试卷与解析．专业实践能力 / 全国卫生专业技术资格考试研究专家组编写． -- 北京：中国医药科技出版社，2025.8. --（护考应急包）． -- ISBN 978-7-5214-5492-5

Ⅰ．R47-44

中国国家版本馆CIP数据核字第2025FZ6366号

美术编辑　陈君杞
版式设计　南博文化

出版　**中国健康传媒集团** | 中国医药科技出版社
地址　北京市海淀区文慧园北路甲22号
邮编　100082
电话　发行：010-62227427　邮购：010-62236938
网址　www.cmstp.com
规格　889×1194mm $\frac{1}{16}$
印张　8
字数　290千字
版次　2025年8月第1版
印次　2025年8月第1次印刷
印刷　北京京华铭诚工贸有限公司
经销　全国各地新华书店
书号　ISBN 978-7-5214-5492-5
定价　**25.00元**

获取新书信息、投稿、为图书纠错，请扫码联系我们。

试题部分

一、以下每一道考题下面都有A、B、C、D、E五个备选答案。请从中选择一个最佳答案，并在答题卡上将相应题号的相应字母所属的方框涂黑。

1.危险的护理诊断常用的陈述方式是
  A.PSE公式
  B.PE公式
  C.SE公式
  D.PS公式
  E.P公式

2.关于手的消毒，**错误**的是
  A.接触传染病人后应进行手的消毒
  B.接触血液、体液和分泌物后应进行手的消毒
  C.护理免疫力低下的新生儿前应进行手的消毒
  D.实施侵入性操作前应进行手的消毒
  E.接触被病原微生物污染的物品后只需要进行卫生洗手

3.人际关系模式的提出人是
  A.佩皮劳
  B.马斯洛
  C.奥伦
  D.罗伊
  E.纽曼

4.马斯洛提出的人类基本需求层次理论**不包括**
  A.自我实现的需求
  B.自尊的需求
  C.安全的需求
  D.知识的需求
  E.生理的需求

5.**不属于**压力源中心理社会因素的是
  A.搬迁
  B.发热
  C.结婚
  D.火灾
  E.考试

6.肾脏移植手术后病人应采取
  A.保护性隔离
  B.消化道隔离
  C.接触隔离
  D.呼吸道隔离
  E.严密隔离

7.罗伊适应模式对四个护理学基本概念的阐述，正确的是
  A.人是通过生理调节维持身体平衡而达到适应
  B.人是一个适应系统，具有生物、心理和社会属性
  C.护理的目标是促进人在生理功能时的适应
  D.人在适应环境变化时无需付出能量
  E.健康是一种完整的适应状态

8.新生儿病室适应的温度是
  A.26℃~28℃
  B.24℃~26℃
  C.22℃~24℃
  D.18℃~22℃
  E.16℃~18℃

9.股动脉注射拔针后局部加压时间是
  A.12~15分钟
  B.10~12分钟
  C.5~10分钟
  D.3~5分钟
  E.1~2分钟

10.阿米巴痢疾病人留取粪便标本的容器是
  A.加温容器
  B.无菌容器
  C.蜡纸盒
  D.玻璃瓶
  E.硬纸盒

11.符合纽曼对"初级预防"阐述的是
  A.采取预防措施使其在受到侵犯后恢复平衡
  B.帮助病人进行康复锻炼
  C.帮助病人预防并发症
  D.预防应激源侵犯或减少侵犯的可能，加强机体正常防御
  E.采取早期诊断、治疗和护理措施

12.死亡过程的第二期是
  A.临床死亡期
  B.临终状态期
  C.濒死期
  D.生物学死亡期
  E.脑死亡期

13.在Orem的自理模式中，对护理学基本概念的阐述，**错误**的是

A.健康是指人的生理和心理两方面的完好状态

B.人是有能力通过学习行为来达到自我照顾需要的

C.环境是人以外的所有因素，社会希望人能自我管理

D.护理是克服自理缺陷发展的活动

E.护理是一种服务和助人的方式

14.病人，男性，30岁，井下矿工。近日感胸闷、气急、呼吸困难。X线检查怀疑矽肺。该病人诊治的最佳医院是

　　A.全民所有制医院

　　B.职业病医院

　　C.一级医院

　　D.综合医院

　　E.专科医院

15.下列属于一级医院的是

　　A.医学院的附属医院

　　B.诊治专科疾病而设置的医院

　　C.农村乡、镇卫生院和城市街道医院

　　D.一般市、县医院及省辖市的区级医院

　　E.全国、省、市直属的市级大医院

16.容易潮解的口服药物是

　　A.硝酸甘油

　　B.阿司匹林

　　C.安定

　　D.胃蛋白酶

　　E.酵母片

17.灌肠前后分别排便一次在体温单上的记录方法是

　　A.$1\frac{1}{E}$

　　B.$1\frac{1}{2E}$

　　C.1/2E

　　D.2/E

　　E.2

18.发生青霉素过敏性休克时，临床常最早出现的症状是

　　A.皮肤瘙痒、呼吸道症状

　　B.发绀、面色苍白

　　C.腹痛、腹泻

　　D.四肢麻木、头晕眼花

　　E.烦躁不安，血压下降

19.长期行鼻饲饮食的病人应定期更换胃管。胃管更换的时间是

　　A.每半年一次

　　B.每两个月一次

　　C.每月一次

　　D.每周一次

　　E.每天一次

20.关于使用紫外线灯管消毒法，描述**错误**的是

　　A.定时监测灭菌效果

　　B.消毒时间从紫外线灯亮可开始计时

　　C.照射时病人须戴防护镜、穿防护衣

　　D.可用乙醇棉球擦拭，以保持灯管清洁

　　E.用于室内空气消毒时，距离小于2m，时间30~60分钟

21.引起病人不舒适的最高表现形式是

　　A.疲乏

　　B.疼痛

　　C.萎靡不振

　　D.睡眠不佳

　　E.烦躁不安

22.协助病人进餐时，**不妥**的是

　　A.要先喂液体食物，后喂固体食物

　　B.喂食的量及速度适中，温度适宜

　　C.对视力障碍者事先告知食物的内容

　　D.鼓励卧床的病人自行进食

　　E.将食物餐具放在方便取放的位置

23.为昏迷病人插胃管，为了提高成功率，当胃管插至15cm时将病人头部托起，使下颌靠近胸骨柄。其目的是增大

　　A.咽喉部通道的弧度

　　B.贲门口水平处弧度

　　C.平气管交叉处弧度

　　D.环状软骨水平弧度

　　E.食管通过膈肌弧度

24.护士在执行PICC过程中发现手套破损，此时应

　　A.立即更换手套

　　B.加戴一副手套

　　C.用胶布粘贴破损处

　　D.用消毒液消毒破损处

　　E.用无菌纱布覆盖破损处

25.世界卫生组织决定提出"2000年人人享有卫生保健"的时间是

　　A.1995年

　　B.1994年

　　C.1981年

　　D.1978年

　　E.1977年

26.影响舒适的身体方面的因素**不包括**

A.机体不适

B.身体不洁

C.活动受限

D.体位不当

E.焦虑

27.病人的疼痛可能会导致多方面的反应，下列**不是**由疼痛所引起的反应是

A.血钙升高、血糖升高、血钠降低、血氯降低

B.血压升高、心率加快、手掌出汗、面色苍白

C.胃肠道功能紊乱、骨骼肌紧张、内分泌改变

D.退缩、抑郁、愤怒、依赖

E.皱眉、哭泣、呻吟、尖叫

28.要求氧浓度达到45%时，应为病人调节氧流量为

A.4L

B.2L

C.8L

D.10L

E.6L

29.病人，女性，30岁，因乙型肝炎入传染科住院隔离治疗，限制其活动。该病人活动受限是属于

A.疾病影响机体活动

B.治疗措施需要

C.社会因素的需要

D.运动系统功能受损

E.焦虑造成活动无力

30.进行胰胆管造影时应采取的体位是

A.仰卧屈膝位

B.侧卧位

C.头高脚低位

D.头低脚高位

E.俯卧位

31.下列**不是**舒适的正常表现的一项是

A.十分欣快

B.轻松自在

C.没有忧愁

D.没有焦虑

E.没有疼痛

32.**不属于**治疗饮食的是

A.低蛋白质饮食

B.低脂饮食

C.无盐饮食

D.低盐饮食

E.忌碘饮食

33.忌碘饮食要求在检查、治疗前禁食海带、紫菜等含碘

高的食物的具体时间是

A.2个月

B.1个月

C.10天

D.7天

E.3天

34.病人，男性，28岁。慢性肾衰竭，饮食中每日蛋白含量**不应超过**

A.60g

B.50g

C.40g

D.30g

E.20g

35.病人阴道插入栓剂后至少平卧15分钟的主要目的是

A.利于病人进行放松运动

B.利于药物扩散至整个阴道组织

C.避免药物渗出阴道污染内裤

D.利于观察

E.保持舒适

36.死亡后尸体温度逐渐降低，尸温与环境温度相同大约需要的时间是

A.48小时

B.36小时

C.24小时

D.12小时

E.6小时

37.冷、热疗法如需反复使用，为防止继发效应，中间应间隔

A.3小时

B.1小时

C.45分钟

D.30分钟

E.20分钟

38.高热病人体温达39.8℃，为其降温时最佳的措施是

A.头部用冰帽

B.头部冷湿敷

C.腋下及腹股沟置冰袋

D.酒精擦浴

E.头部置冰帽

39.人与护理的描述，**不正确**的是

A.护理的最终目标是提高整个人类社会的健康水平

B.护理中的人包括个人、家庭、社区和社会四个层面

C.护理的主要功能是帮助个体维持机体各系统或各器官功能的协调平衡

D.人是一个开放系统

E.人是生理、心理、社会、精神、文化的统一整体

40.属于格拉斯哥昏迷评分表的项目是

A.皮肤反应

B.体温情况

C.血压情况

D.语言反应

E.呼吸强弱

41.铜绿假单胞菌感染的病人用过的剪刀，其消毒灭菌的步骤是

A.与其他器械先浸泡消毒后，再分别清洁灭菌

B.直接采取燃烧法达到灭菌

C.彻底清洗后，用化学消毒剂浸泡消毒

D.清洁后用高压蒸气灭菌

E.灭菌、清洁，再灭菌

42.对整体护理的正确理解是

A.把病人看作统一的功能整体

B.为病人提供全面的帮助和照顾

C.为病人提供健康促进服务

D.贯穿于人生命的全过程

E.服务对象是生病的人

43.可用于黏膜消毒的溶液是

A.0.5%碘酊

B.70%酒精

C.0.1%氯胺

D.2%戊二醛

E.0.02%过氧乙酸

44.在收集病人资料时，关于客观资料的记录正确的是

A.发热已经两天，午后发热明显

B.每餐主食一碗米饭，一日三餐

C.每天饮开水5次，每次200ml

D.咳嗽剧烈，咳出大量泡沫样痰

E.每天排尿4~5次，量中等

45.医疗文件具有法律效力，因抢救病人未能及时书写的，应在抢救结束后据实补记，记录的时间限制是

A.10小时内

B.8小时内

C.6小时内

D.4小时内

E.2小时内

46.病人，男性，44岁，因食入烙饼，食管静脉破裂出血约1000ml，输入大量库存血后。出现心率缓慢，手足抽搐、血压下降、伤口渗血。出现以上症状的有关因素是

A.血钠降低

B.血钙降低

C.血钙升高

D.血钾降低

E.血钾升高

47.病人，男性，52岁，患糖尿病，医嘱皮下注射普通胰岛素8U，ac 30分钟，ac是指

A.必要时

B.饭前

C.临睡前

D.晚上8：00

E.早上8：00

48.超声雾化吸入的特点是

A.产生气雾温度低，治疗后不易着凉

B.气雾通过导管随病人吸气达到肺泡

C.气雾滴随呼吸最终可以到达支气管

D.雾滴细小但不均匀

E.雾量恒定，方便使用

49.颈外静脉穿刺时其正确的进针角度是持穿刺针与皮肤呈

A.30°进针，入皮后呈30°穿刺

B.15°进针，入皮后呈60°穿刺

C.60°进针，入皮后呈15°穿刺

D.25°进针，入皮后呈45°穿刺

E.45°进针，入皮后呈25°穿刺

50.病人，女性，49岁，因上呼吸道感染使用青霉素治疗，在用药后10天，出现发热、皮肤瘙痒、关节肿胀、淋巴结肿大、腹痛等现象，根据症状病人最可能出现的是

A.血清病型反应

B.速发型过敏反应

C.消化道过敏反应

D.呼吸道过敏反应

E.皮肤过敏反应

51.病人，女性，24岁。长期口角糜烂。最可能缺乏的营养素是

A.维生素B$_1$

B.维生素B$_2$

C.维生素B$_6$

D.维生素B$_{12}$

E.维生素PP

52.病人，男性，72岁。1周前早晨起床发现半身肢体瘫痪，现病情稳定准备进行康复功能训练，训练前对病人进行患肢肌力程度检测为1级。该肌力程度的表

现是
A.完全瘫痪，肌力完全丧失
B.可见肌肉轻微收缩，但无肢体运动
C.肢体可移动位置，但不能抬起
D.肢体能抬离床面，但不能对抗阻力
E.肢体能作对抗阻力运动，但肌力减弱

53.患儿，男，5岁。低钙抽搐需用钙剂治疗。护士从固定位置取出10%葡萄糖酸钙，凭经验不会错而未查对药物，该患儿在接受静脉推注中死亡，经查实推注的是10%氯化钾。此行为属于
A.侵权行为
B.故意犯罪
C.过失犯罪
D.侵犯行为
E.渎职罪

54.病人，男性，28岁，患阿米巴痢疾，护士为病人进行保留灌肠，采取右侧卧位的目的是
A.减轻药物毒副作用
B.有利于药物保留
C.可提高治疗效果
D.减少对病人的局部刺激
E.使病人舒适安全

55.病人，男性，67岁。病情危重，为减轻感知觉改变对病人的影响，护士应采取的正确措施是
A.环境要热闹一些，避免病人孤独
B.光线可适当暗一点，避免刺眼
C.嘱咐家属不要窃窃私语，避免给病人心理压力
D.可以用湿纱布覆盖双眼，防止角膜溃疡
E.多与病人交谈，使其感受家人的温暖

56.病人，女性，35岁。患支气管哮喘，需用手压式雾化器雾化吸入，操作中**不妥**的是
A.使用前充分摇匀药液
B.雾化器接口放于双唇间，闭嘴
C.深吸气时喷药
D.每次1~2喷
E.间隔时间1~2小时

57.病人，男性，20岁。因在游泳过程中不幸溺水，打捞上岸后意识丧失，大动脉搏动及呼吸消失，皮肤青紫，抢救的首要步骤是
A.应用呼吸中枢兴奋剂
B.给予氧气吸入
C.胸外心脏按压
D.清理呼吸道
E.松开领口及腰带

58.病人，女性，62岁。患慢性支气管炎，肺气肿，痰液黏稠，不易咳出。用超声雾化吸入，操作中**不妥**的是
A.稀释痰液药用α－糜蛋白酶
B.稀释药物至50ml，放入雾化罐内
C.水槽内放热水250ml
D.使用时先开电源开关，再开雾化开关
E.治疗时间15~20分钟

59.病人，男性，58岁。胃癌晚期，近几日反复出现呕血及黑便现象，病人情绪低落、沉默寡言，经常哭泣。其心理反应处于
A.接受期
B.忧郁期
C.协议期
D.愤怒期
E.否认期

60.病人，男性，28岁。因食用了苍蝇叮咬过的食物。1周后出现全身不适，体温39.0℃~40.0℃，呈稽留热，脉搏60~70次/分，表情淡漠。病程第2周出现玫瑰疹。对病人采取的隔离种类是
A.严密隔离
B.接触隔离
C.昆虫隔离
D.肠道隔离
E.保护性隔离

61.一氧化碳中毒病人需输注的血液制品是
A.血浆
B.血小板浓缩悬液
C.白细胞浓缩悬液
D.洗涤红细胞
E.浓缩红细胞

62.病人，女性，26岁，因患白血病住院治疗，为增加其机体抵抗力，可给予输入的血液制品是
A.新鲜血
B.库存血
C.血小板浓缩悬液
D.白细胞浓缩悬液
E.洗涤红细胞

63.酒精擦浴时，禁忌擦拭的部位有
A.腰背部
B.前胸、腹部
C.腋窝、腹股沟
D.手掌、肘窝
E.头部、四肢

64.面部危险三角区感染时禁用热疗的主要原因是

A.缓解疼痛后，会掩盖病情，贻误诊断和治疗

B.局部皮肤敏感性差，容易烫伤

C.受伤范围小，热疗不方便、效果差

D.热疗可导致细菌入血，使炎症扩散，造成颅内感染

E.热疗可促进血液循环，加重皮下出血、肿胀和疼痛

65.病人，男性，56岁，患尿毒症，精神萎靡，下腹无胀满，24小时尿量为60ml。请问病人的排尿状况属于

A.尿量偏少

B.尿潴留

C.少尿

D.无尿

E.正常

66.病人，女性，45岁。因尿路感染医嘱尿培养及药物敏感试验，病人神志清醒，一般情况好，护士留取尿标本的方法是

A.随机留尿100ml

B.收集24小时尿

C.嘱病人留晨起第1次尿

D.留取中段尿

E.导尿术

67.护士未与病人及家属沟通，为病人实施了导尿术。该护士的行为被认为是

A.侵权行为

B.犯罪行为

C.渎职行为

D.疏忽大意

E.合法行为

68.病人，男性，42岁。因肺炎住院，治疗后病情有所好转，但这时他的妻子意外骨折，他立即出院去照顾妻子和孩子，他的这种行为是

A.角色行为改变

B.角色行为消退

C.角色行为强化

D.角色行为缺如

E.角色行为冲突

69.病人，男性，50岁。需进行氧气治疗，氧气浓度65%，持续48小时吸氧后，出现烦躁、呼吸、心率增快，血压上升，继而出现呼吸困难、发绀、昏迷。病人可能出现的问题是

A.晶状体后纤维组织增生

B.呼吸道分泌物干燥

C.呼吸抑制

D.肺不张

E.氧中毒

70.病人，男性，65岁，肝癌晚期，极度衰弱，此时医护人员应采取的主要措施是

A.放弃一切治疗

B.实施安乐死

C.尽量延长病人的生存时间

D.以治疗疾病为主

E.以对症照料为主

71.个案护理的特点是

A.护士责任明确但耗费人力

B.较少考虑病人的心理社会需求

C.护士分为小组进行护理活动

D.护理人员各司其职

E.缺少与病人的交流

72.病人，男性，67岁，因呼吸困难、咳嗽、咳痰，给予氧气吸入。因需进食，对正在吸入的氧气应采取的最佳措施是

A.边进食边吸氧

B.先拔出鼻导管再关流量开关

C.分离氧气管道，鼻导管保留

D.先关总开关，后拔管

E.先关流量开关，后拔管

73.误服硫酸后须保护胃黏膜时可选用的溶液是

A.碳酸氢钠

B.过氧化氢

C.高锰酸钾

D.白醋

E.镁乳

74.不属于抢救室必需的设备是

A.木板一块

B.电源插座

C.抢救车

D.壁灯

E.除颤器

二、以下提供若干个案例，每个案例下设若干道考题，请根据所提供的信息，在每一道考题下面的A、B、C、D、E五个备选答案中选择一个最佳答案，并在答题卡上将相应题号的相应字母所属的方框涂黑。

（75~77题共用题干）

患儿，女，5岁，因患麻疹收入传染病院，经治疗后病情好转，但仍因没有小朋友一起玩而闷闷不乐。

75.此时患儿未满足的基本需要是

A.自我实现的需要

B.尊重的需要

C.爱与归属的需要

D.安全的需要

E.生理的需要

76.根据艾瑞克森的心理社会发展学说此年龄段患儿主要解决的危机是

A.自我认同对角色紊乱

B.主动对内疚

C.勤奋对自卑

D.自主对羞愧

E.信任对不信任

77.如患儿危机解决不良，可能出现的人格障碍是

A.缺乏人际交往能力、推避责任

B.角色紊乱、缺乏生活目标、甚至堕落

C.自私、纵容自己、缺乏责任心

D.缺乏自信、消极、过于限制自己的活动

E.对他人不信任、退缩

（78~79题共用题干）

病人，女性，60岁，左脚拇指外翻矫正术后半年，体检：拇趾关节强直，不能背跖屈、跛行。

78.造成病人运动障碍的主要原因是

A.运动神经功能受损

B.治疗措施不当

C.关节骨骼损伤

D.心理因素

E.疼痛

79.对病人脚趾关节首先进行的运动形式是

A.协助性主动运动

B.弹性运动

C.阻力运动

D.主动运动

E.被动运动

（80~81题共用题干）

病人，女性，30岁，5天前脚趾被玻璃划伤，近两天发热、厌食、说话受限、咀嚼困难、呈苦笑面容，急诊入院。

80.接诊护士对病人应施行的隔离方式是

A.保护性隔离

B.接触性隔离

C.呼吸道隔离

D.消化道隔离

E.严密隔离

81.病人使用过的被服，正确的处置是

A.先放日光下暴晒，然后清洗

B.先清洗，再放日光下暴晒

C.先灭菌，再清洗

D.先清洗，后消毒

E.先消毒，后清洗

（82~83题共用题干）

病人，女性，56岁，因肺炎住院，既往有慢性肺源性心脏病病史，输液过程中突然出现呼吸困难、气促、咳嗽、咳出粉红色泡沫样痰。

82.病人发生的情况是

A.肺不张

B.支气管哮喘

C.肺气肿

D.右心衰竭

E.急性肺水肿

83.下列急救措施正确的是

A.采取左侧卧位和头低足高位

B.10%乙醇湿化吸氧

C.给予血管收缩药

D.给予强心剂

E.继续输液

（84~86题共用题干）

病人，男性，56岁，输血过程中出现头胀、四肢麻木、腰背部剧痛、呼吸急促、血压下降、黄疸等症状。

84.该病人因输血发生了

A.枸橼酸钠中毒反应

B.急性肺水肿

C.溶血反应

D.过敏反应

E.发热反应

85.病人尿液中可含有

A.血红蛋白

B.胆红素

C.大量白细胞

D.淋巴液

E.红细胞

86.护士可给病人应用热水袋，放置于

A.腋窝处

B.背部

C.腰部

D.腹部

E.足底

三、以下提供若干组考题，每组考题共用A、B、C、D、E五个备选答案。请从中选择一个与问题关系最密切的答案，并在答题卡上将相应题号的相应字母所属的方框涂黑。每个备选答案可能被选择一次、多次或不被选择。

（87~89题共用备选答案）

A.病人角色行为适应

B.病人角色行为消退

C.病人角色行为强化

D.病人角色行为冲突

E.病人角色行为缺如

87.病人经过治疗后，恢复了社会生活能力，但表现出依赖性增强，安于病人角色，属于

88.病人没有进入病人角色，不承认自己是病人，属于

89.现在的病人角色与健康时承担的角色行为不协调，属于

（90~91题共用备选答案）

A.预防对健康有危害的因素

B.患病后作出相应的生活方式改变

C.应对失去亲人的情况

D.维持独处和社会交往的平衡

E.摄入空气、水、食物

90.根据Orem自理模式的内容，属于健康偏离时的自理需求的是

91.根据Orem自理模式的内容，属于发展性的自理需求的是

（92~93题共用备选答案）

A.社会距离

B.公众距离

C.工作距离

D.个人距离

E.亲密距离

92.护士为病人进行静脉穿刺时应使用的距离是

93.护士为病人进行操作前解释时应使用的距离是

（94~95题共用备选答案）

A.有关个人对生命照顾反应的判断

B.个人身体病理生理变化的判断

C.个人、家庭、社会对健康问题反应的判断

D.有关个人对医疗技术反应的判断

E.有关个人对生活环境反应的判断

94.护理诊断阐述的是护理对象

95.医疗诊断阐述的对象是

（96~97题共用备选答案）

A.异相睡眠期

B.正相睡眠第四期

C.正相睡眠第三、四期

D.正相睡眠第二期

E.正相睡眠第一期

96.遗尿常发生于睡眠周期的

97.有利于个体精力恢复的睡眠周期是

（98~100题共用备选答案）

A.20天

B.7天

C.3天

D.24小时

E.4小时

98.铺好的无菌盘的有效期是

99.无菌溶液打开未用完，消毒瓶口、瓶塞后盖好，其有效保存期是

100.压力蒸汽灭菌后的无菌物品，其有效保存期是

答案与解析

序号	1	2	3	4	5	6	7	8	9	10
答案	B	E	A	D	B	A	B	C	C	A
序号	11	12	13	14	15	16	17	18	19	20
答案	D	A	A	B	C	E	A	A	D	B
序号	21	22	23	24	25	26	27	28	29	30
答案	B	A	A	A	E	E	A	E	B	E
序号	31	32	33	34	35	36	37	38	39	40
答案	A	E	A	C	B	C	B	D	C	D
序号	41	42	43	44	45	46	47	48	49	50
答案	E	D	E	C	C	B	B	B	E	A
序号	51	52	53	54	55	56	57	58	59	60
答案	B	B	C	C	C	E	D	C	B	D
序号	61	62	63	64	65	66	67	68	69	70
答案	E	D	B	D	D	D	A	B	D	E
序号	71	72	73	74	75	76	77	78	79	80
答案	A	B	E	D	C	B	D	C	E	B
序号	81	82	83	84	85	86	87	88	89	90
答案	C	E	D	C	A	C	C	E	D	B
序号	91	92	93	94	95	96	97	98	99	100
答案	C	E	D	C	B	B	A	E	D	B

1.解析：危险的护理诊断是对现在未发生，但健康状况和生命过程可能出现反应的描述，常用PE公式陈述。

2.解析：接触被病原微生物污染的物品后应进行手的消毒。

3.解析：佩皮劳提出了人际关系模式，该模式重点强调病人或护理对象与护士的关系是在护理过程中形成的。

4.解析：人类基本需求层次理论认为：人的基本需要包括生理的需要、安全的需要，爱与归属的需要，尊重的需要和自我实现的需要。

5.解析：发热属于生理性的压力源，因此选项B不属于心理社会性的压力源。

6.解析：肾脏移植术后的病人抵抗力低下，极易感染，因此应对其采取保护性隔离。

7.解析：罗伊认为人是一个适应系统，处于不断与其环境互动的状态，在系统和环境之间存在着信息物质和能量的交换，人是有生物心理、社会属性的有机整体。罗伊认为健康是个体"成为一个完整和全面的人的状态和过程"。

8.解析：新生儿及老年病人，病室温度以保持在22℃~24℃为佳。

9.解析：股动脉穿刺注射完毕局部使用无菌纱布或沙袋加压止血5~10分钟。

10.解析：检查阿米巴原虫，留取粪便标本时应将便器加热至接近人体的体温，以保持阿米巴原虫的活动状态。

11.解析：纽曼认为：初级预防是防止压力源侵入正常防线，加强机体正常防御。

12.解析：死亡过程分濒死期，临床死亡期，生物学死亡期。死亡过程的第二期是临床死亡期。

13.解析：在Orem的自理模式中，健康是生理、心理和社会的完好适应状态。

14.解析：矽肺属于职业病，因此该病人诊治的最佳医院是职业病医院。

15.解析：一级医院是指直接向具有一定人口（≤10万）的社区提供医疗、预防、保健和康复服务的基层医疗卫生机构，是提供社区初级卫生保健的主要机构。如农村乡镇卫生院、城市街道医院。

16.解析：酵母片易潮解，应干燥保存。

17.解析：灌肠以"E"表示，灌肠后排便以E做分母，排便次数做分子表示，$1\frac{1}{E}$表示自行排便一次，灌肠后排便一次。

18.解析：青霉素过敏性休克时，最早出现的症状是皮肤瘙痒、呼吸困难、发绀。

19.解析：长期行鼻饲饮食的病人应每周更换胃管一次。

20.解析：紫外线的消毒时间须从灯亮5~7分钟后开始计时。

21.解析：疼痛是不舒适的最严重表现形式。

22.解析：协助病人进食时，固体和液体食物应轮流喂食。

23.解析：为昏迷病人插胃管时，下颌靠近胸骨柄可增大咽喉通道的弧度，便于胃管插入。

24.解析：无菌操作过程中发现手套破损或可疑污染应立即更换。

25.解析：1977年WHO提出"2000年人人享有卫生保健"。

26.解析：焦虑属于影响舒适的心理因素。

27.解析：病人疼痛时，不可能引起电解质的紊乱。

28.解析：要求氧浓度达到45%时，氧流量为（45-21）/4=6L。

29.解析：乙型肝炎病人由于治疗的需要，病人应实行消化道隔离。

30.解析：胰胆管造影时应取俯卧位。

31.解析：舒适是指个体在其环境中保持平静、安宁的精神状态，是身心健康、没有疼痛、没有焦虑、轻松自在的感觉。

32.解析：忌碘饮食属于试验饮食。

33.解析：忌碘饮食检查前7~60天禁食含碘高的食物。需禁食60天（2个月）的有海带、海蜇、紫菜、苔菜、淡菜等；需禁食14天的有海蜒、毛蚶、干贝、蛏子等；需禁食7天的有带鱼、黄鱼、鲳鱼、目鱼、虾米等。

34.解析：肾脏疾病饮食中蛋白质含量不得超过40g/d。

35.解析：栓剂插入阴道后病人至少平卧15分钟，以利药物扩散至整个阴道组织，利于药物吸收。

36.解析：死亡后约24小时左右，尸温与环境温度相同。

37.解析：冷热疗法如需反复使用，中间必须给予1小时的休息时间，让组织有一个复原的过程，防止发生继发效应。

38.解析：当病人体温达到39.5℃以上时，应采取全身降温，如温水擦浴或乙醇擦浴。

39.解析：护理的主要功能是帮助个体调整其内环境，去适应外环境的不断变化，以获得并维持身心的平衡，在进行护理时，不能只关心机体各系统或器官功能的协调平衡，同时还应注意环境中的其他人、家庭、社区甚至更大的群体对机体的影响。

40.解析：格拉斯哥昏迷评分量表包括了3个项目：睁眼反应、语言反应、运动反应。

41.解析：铜绿假单胞菌感染的病人用过的剪刀应先灭菌然后清洁，最后再次灭菌。

42.解析：整体护理贯穿于人生命的全过程。

43.解析：戊二醛、碘酊对皮肤黏膜有刺激性，乙醇常用于皮肤消毒。0.02%过氧乙酸用作黏膜冲洗消毒。

44.解析：客观资料记录时应避护士的主观判断和结论，记录时需注意全面和准确，避免使用模糊不清的言论。

45.解析：如因抢救急重症病人未能及时记录的应当在抢救结束后6小时内据实补记，并注明抢救完成时间和补记时间。

46.解析：病人输入库存血1000ml后出现心率缓慢、手足抽搐、血压下降、伤口渗血，考虑为枸橼酸钠中毒引起的低血钙。

47.解析：ac的中文含义是指饭前。

48.解析：超声雾化吸入法具有雾量大小可以调节，雾滴小而均匀，气雾温暖舒适，药液可随着深而慢的吸气到达终末支气管和肺泡等特点。

49.解析：颈外静脉穿刺时45°进针，入皮后呈25°穿刺。

50.解析：血清病型反应一般于用药后7~12天出现症状，病人出现发热、关节肿痛、皮肤发痒、荨麻疹、全身淋巴结肿大、腹痛等症状。

51.解析：长期缺乏维生素B_2，可诱发口角炎，病人出现口角潮红、起疱、皲裂、糜烂、结痂、脱屑等。

52.解析：肌力1级是指可见肌肉轻微收缩，但无肢体运动。

53.解析：过失犯罪是指应当能预见自己的行为可能会造成危害的结果，因疏忽大意没有预见，或虽有预见而轻信能够避免，以致发生不良结果。护士凭经验不会错而未去查对药物，造成患儿死亡，属于过失犯罪。

54.解析：阿米巴痢疾病变多在回盲部，在病人的右下腹，灌肠时取右侧卧位，使病变部位在低处，灌肠溶液容易到达病变处，可提高治疗效果。

55.解析：针对危重病人，家属一定不要在病人旁窃窃私语，以免加重病人的心理负担。

56.解析：手压式雾化器雾化吸入时，间隔时间不少于3~4小时。

57.解析：溺水心跳呼吸骤停的病人首要的抢救步骤是清理呼吸道异物，保持气道通畅。

58.解析：做超声雾化吸入时，水槽内应加冷蒸馏水250ml。

59.解析：胃癌晚期的病人出现情绪低落、沉默寡言，经常哭泣，其心理反应属于抑郁期的表现。

60.解析：上述病人考虑为伤寒，因此应采取肠道隔离。

61.解析：浓缩红细胞是新鲜全血经离心或沉淀移去血浆后的剩余部分，适用于携氧功能缺陷，如一氧化碳中毒的患者。

62.解析：白细胞浓缩悬液可增强白血病病人的抵抗力。

63.解析：乙醇擦浴的禁忌部位是后颈部、心前区、腹部、足底。

64.解析：面部危险三角区的静脉没有静脉瓣，感染时用热疗可导致细菌入血，使炎症扩散，造成颅内感染。

65.解析：正常成人24小时尿量超过2500ml为多尿；<400ml为少尿；<100ml为无尿或尿闭。该病人24小时尿量为60ml，属于无尿或尿闭。

66.解析：尿路感染的病人做尿培养时应收集中段尿，因前段尿含会阴的细菌。

67.解析：护士未与病人沟通实施了导尿术，侵犯了病人的知情同意权。

68.解析：病人在适应病人角色后，由于某种原因又重新承担起本应免除的社会角色的责任，并将其上升到主要位置，从而放弃病人角色，属于角色行为消退。

69.解析：病人因吸入高浓度氧气后，肺泡内氧气被大量置换，一旦支气管有阻塞其所属肺泡内氧气被肺循环血液迅速吸收引起吸入性肺不张。

70.解析：临终关怀是从以治愈为主的治疗转变为对症为主的照料。

71.解析：个案护理的优点是护士责任明确，并负责完成其全部护理内容，能掌握病人全面情况；缺点是耗费人力。

72.解析：病人吸氧过程中应当先将病人鼻导管取下，调节好氧流量后再与病人连接。停止吸氧时，先取下鼻导管，再关流量表。

73.解析：牛奶、蛋清水、镁乳可用于抢救误服硫酸中毒的病人。

74.解析：抢救室必须配备木板、电源插座、抢救车、除颤仪等。

75~77.解析：5岁患儿因没有小朋友一起玩而闷闷不乐，这属于爱与归属的需要未得到满足。3~5岁的患儿处于学龄前期，此期主要的发展任务是主动-内疚，如果发展障碍，小儿会缺乏自信，态度消极，怕出错，过于限制自己的活动。因此，75题选C，76题选B，77题选D。

78~79.解析：上述病人因左脚拇趾外翻矫正术后出现拇趾关节强直，不能背跖屈、跛行，造成运动障碍的主要原因是关节骨骼损伤。对该病人脚趾关节首先应进行被动运动。因此，78题选C，79题选E。

80~81.解析：破伤风通过接触传播，因此应采取接触性隔离。病人接触过的一切污染物如被单、衣物等，都应严格灭菌后再清洗。

82~83.解析：病人输液过程中突然出现呼吸困难、气促、咳嗽、咳出粉红色泡沫样痰，考虑发生了急性肺水肿。一旦发生急性肺水肿，护士应协助病人取端坐位，给予20%~30%乙醇湿化给氧，同时给予强心药等。因此，82题选E，83题选D。

84~86.解析：病人输血过程中出现头胀、四肢麻木、腰背部剧痛、呼吸急促、血压下降、黄疸，提示发生了溶血反应；发生溶血反应时，血红蛋白进入尿液，病人尿液呈酱油色。护士用热水袋热敷腰部，以缓解肾脏缺血。因此，84题选C，85题选A，86题选C。

87.解析：病人治疗好转后表现出依赖性增强，安于病人角色，属于角色行为强化。

88.解析：病人生病后没有进入病人角色，不承认自己是病人，属于角色行为缺如。

89.解析：病人生病后，病人角色与正常的社会角色产生冲突不协调即为角色行为冲突。

90.解析：健康偏离性自理需要是指个体发生疾病、遭受创伤及特殊病理变化，或在诊断治疗过程中产生的需要，如失去至亲时的调整；对新工作的适应等。

91.解析：发展性的自理需要是在生命发展过程中各阶段特定的自理需要以及在某种特殊情况下出现的新的需求。

92.解析：亲密距离是指沟通双方距离小于50cm，护士进行查体、治疗、安慰、爱抚时，护士与病人之间的距离。

93.解析：个人距离是指沟通双方距离在50~100cm，护士与病人进行交谈时主要使用此距离。

94.解析：护理诊断阐述的是个人、家庭、社会对健康问题反应的判断。

95.解析：医疗诊断阐述的对象是对个人身体病理生理变化的判断。

96.解析：正相睡眠第四期为沉睡期，很难唤醒，可出现遗尿。

97.解析：异相睡眠有利于建立新的突触联系，能够促进学习记忆和精力恢复。

98.解析：铺好的无菌盘有效期不超过4小时。

99.解析：已开启的溶液24小时内有效。

100.解析：压力蒸汽灭菌合格的无菌物品一般可保存7天。

2026

护理学（师）

单科 一次过

专业实践能力 全真模拟试卷与解析

全真模拟试卷（七）

全国卫生专业技术资格考试研究专家组 编写

中国健康传媒集团·北京

中国医药科技出版社

内 容 提 要

本书根据最新考试大纲要求，通过分析历年考试真题，并在研究命题规律的基础上精心编写而成。供考生进行模拟自测，梳理对知识点的掌握程度，顺利通关考试。本套试卷分为试题和答案及解析两大部分，以使学生自测后核对答案更加方便。试卷中题型、题量及题目难易程度与考试真题保持高度一致，考生根据自己未通过的科目选择相应的试卷即可。

图书在版编目（CIP）数据

2026护理学（师）单科一次过全真模拟试卷与解析.专业实践能力 / 全国卫生专业技术资格考试研究专家组编写. -- 北京：中国医药科技出版社，2025.8. --（护考应急包）. -- ISBN 978-7-5214-5492-5

Ⅰ. R47-44

中国国家版本馆CIP数据核字第2025FZ6366号

美术编辑 陈君杞
版式设计 南博文化

出版　**中国健康传媒集团** | 中国医药科技出版社
地址　北京市海淀区文慧园北路甲22号
邮编　100082
电话　发行：010-62227427　邮购：010-62236938
网址　www.cmstp.com
规格　889 × 1194mm $\frac{1}{16}$
印张　8
字数　290千字
版次　2025年8月第1版
印次　2025年8月第1次印刷
印刷　北京京华铭诚工贸有限公司
经销　全国各地新华书店
书号　ISBN 978-7-5214-5492-5
定价　**25.00元**

获取新书信息、投稿、为图书纠错，请扫码联系我们。

试题部分

一、以下每一道考题下面都有A、B、C、D、E五个备选答案。请从中选择一个最佳答案，并在答题卡上将相应题号的相应字母所属的方框涂黑。

1.在青霉素治疗过程中，需重做皮试的情况是
  A.病人病情加重，畏冷、寒战
  B.更换不同批号的青霉素
  C.病人本次注射药物因故拖延2小时
  D.肌内注射每天2次改成每天4次
  E.肌内注射改静脉滴注

2.需混合注射几种药物时，首先应注意的是
  A.各种药物浓度
  B.药物的刺激性
  C.安瓿上的剂量
  D.药物的有效期
  E.药物的配伍禁忌

3.高热病人行乙醇擦浴时，其散热方式是
  A.接触
  B.传导
  C.蒸发
  D.对流
  E.辐射

4.隐血试验前3天禁忌的饮食是
  A.绿叶菜
  B.白萝卜
  C.大白菜
  D.马铃薯
  E.豆制品

5.保持乐观、开朗、稳定的情绪，宽容豁达的胸怀，建立良好的人际关系，属于对护士哪一方面的要求
  A.体态素质
  B.心理素质
  C.专业素质
  D.文化素质
  E.思想素质

6.膀胱刺激征是指
  A.尿多、尿急、尿痛
  B.尿急、尿痛、尿频
  C.尿频、尿多、尿痛
  D.尿频、尿急、尿多
  E.尿急、腰痛、尿频

7.对奥瑞姆提出的三种护理补偿系统的理解，正确的是
  A.支持教育系统是病人有能力学习自理方法，但必须在护士的帮助下完成
  B.全补偿系统要求病人参与自理活动
  C.三种补偿系统中只有支持教育系统需要病人参与自理活动
  D.部分补偿系统应用于病人自理能力丧失时
  E.当病人自理能力完全丧失时，应用支持教育系统

8.用物理或化学方法消除或杀灭除芽孢以外所有病原微生物，使之达到无菌化的过程是指
  A.灭菌
  B.杀菌
  C.消毒
  D.除菌
  E.清洁

9.护理学的4个基本概念指的是
  A.人、环境、健康、护理
  B.病人、预防、治疗、护理
  C.人、环境、健康、预防
  D.病人、健康、社会、护理
  E.预防、治疗、护理、环境

10.罗伊适应模式中对"人"的阐述，**错误**的是
  A.人的适应性反应体现在生理功能和角色功能保持平衡状态
  B.人体的生理调节器和认知调节器构成了适应的过程
  C.人不断调整自己去适应变化的环境
  D.包括个体、家庭、群体、社区人群
  E.人是一个适应系统

11.引起病人不舒适的最高表现形式是
  A.疲乏
  B.疼痛
  C.萎靡不振
  D.睡眠不佳
  E.烦躁不安

12.现有95%乙醇500ml，需配制成70%乙醇，需加入灭菌蒸馏水的量是
  A.385ml
  B.279ml
  C.185ml

D.179ml

E.132ml

13.可出现尿频、尿急、尿痛症状的病人是

A.急性肾炎

B.膀胱结核

C.膀胱炎症

D.妊娠压迫

E.膀胱造瘘

14.瞳孔散大是指瞳孔直径

A.>5mm

B.4~5mm

C.3~4mm

D.2~3mm

E.<2mm

15.飞沫传播属于

A.体液传播

B.生物媒介传播

C.接触传播

D.空气传播

E.共同媒介传播

16.病人，男性，48岁。2型糖尿病，多食、多饮、多尿、消瘦。护士通过收集资料了解到该病人存在知识缺乏，并为其制订护理计划，此时护士与病人处于护患关系发展时期的

A.结束期

B.解决期

C.开始期

D.工作期

E.熟悉期

17.人际沟通的两种形式是

A.语言性沟通和书面沟通

B.口头沟通和非语言性沟通

C.书面沟通和非语言性沟通

D.口头沟通和书面沟通

E.语言性沟通和非语言性沟通

18.护士小王是病人严某的责任护士，但第一次交谈就失败。请分析造成其失败的可能原因是

A.仪表大方、整洁

B.选择一个安静环境进行交谈

C.热情介绍自己

D.在病人吃晚饭前进行交谈

E.表情沉着、从容

19.属于语言性交流的是

A.专业性皮肤接触

B.面部表情

C.倾诉

D.沉默

E.手势

20.下列执行医嘱的行为属违法行为的是

A.病人对医嘱提出质疑时，对医嘱的准确性进行核实

B.发现医嘱有错误时，拒绝执行，并向医生提出质疑

C.发现医嘱有错误时，对其进行修改

D.常规情况下，不执行电话医嘱

E.紧急抢救时，执行口头医嘱

21.执行医嘱时正确的是

A.各种通知单次日早晨集中送有关科室

B.需下一班执行的医嘱书面注明即可

C.医嘱须隔日仔细核对一次

D.医嘱须经医生签字方为有效

E.一般情况下可执行口头医嘱

22.护理评估收集资料的来源**不包括**

A.护士的主观判断

B.其他医务人员

C.病人家属

D.病历

E.病人

23.对一位成年病人，可忽略的健康资料是

A.婚育史

B.家族病史

C.过敏史

D.免疫接种史

E.既往患病史

24.患儿，女，2岁，肺炎，T 39.1℃、P 98次/分、R 30次/分。咳嗽，痰不易咳出。颜面潮红。其中一项护理诊断为体温过高，请选出主要的诊断依据是

A.不能出汗

B.痰液不能排出

C.呼吸、心跳均加快

D.体温高于正常范围

E.皮肤发红、触之有热感

25.观察病人从何时开始

A.接触病人时

B.做护理体验时

C.写护理病历时

D.入院一天内

E.来院挂号时

26.关于ROM练习的叙述，正确的是

A.活动时比较两侧关节活动情况

B.每个关节每次做20~30下

C.病人疼痛时加快操作速度

D.每天坚持练习5~10次

E.尽早、频繁ROM练习

27.关于医院清洁、消毒、灭菌措施的叙述，<u>错误</u>的是

A.灭菌是指用物理或化学方法杀灭一切微生物包括芽孢

B.消毒是指用物理或化学方法杀灭除芽孢以外的所有病原微生物

C.清洁可达到杀灭少量病原微生物的效果

D.清洁常常是物品消毒、灭菌的前期步骤

E.清洁是用清水等清除物体表面的污垢、尘埃

28.经启用后不能维持24小时内有效的物品是

A.持续使用的留置导尿引流装置

B.持续进行静脉输液的输液器

C.打开过的无菌溶液瓶

D.铺好的无菌盘

E.开启过的无菌包

29.发生溶血反应时，病人出现黄疸和血红蛋白尿的机制是

A.肾小管内皮细胞坏死脱落，阻塞肾小管

B.血红蛋白遇酸性物质变成结晶体，阻塞肾小管

C.凝集的红细胞溶解，大量血红蛋白散布到血浆中

D.血红蛋白进入肾小管

E.红细胞凝集成团，阻塞部分小血管

30.病房湿度过低时病人表现为

A.尿量增多

B.憋气、闷热

C.肌肉紧张

D.食欲缺乏、耳鸣

E.呼吸道黏膜干燥、咽痛

31.对护理工作中护士法律责任的叙述，<u>不正确</u>的是

A.护士应认真、准确地做好临床护理记录

B.护士如发现医嘱有错误应马上修改

C.病人对医嘱有质疑时，护士应核实

D.护士要慎重对待"必要时"医嘱

E.护士要慎重对待口头医嘱

32.使用时需要观察尿量的药物是

A.5%碳酸氢钠

B.50%葡萄糖

C.20%甘露醇

D.西地兰

E.硫酸镁注射液

33.病人出于安全的需要最希望的是

A.获得一个安静的休养环境

B.尽量不要用药物治疗

C.家属经常来院陪伴自己

D.了解有关药方面的知识

E.由有知识、负责的护士照顾

34.艾瑞克森认为个体解决自我认同与角色紊乱危机的主要时期是

A.老年期

B.成人期

C.成人早期

D.青春期

E.潜在期

35.属于脂溶性维生素的是

A.维生素B_6

B.维生素PP

C.维生素B

D.维生素C

E.维生素K

36.大量不保留灌肠适应证<u>不包括</u>

A.为高热病人降温

B.为分娩者做肠道准备

C.腹腔手术前的准备

D.为急腹症病人做肠道准备

E.为便秘者软化、清除粪便

37.腰椎穿刺的病人颅压过低引起头痛的机制是

A.脑膜受刺激

B.牵张颅内静脉窦和脑膜

C.脑部缺血、缺氧

D.脑代谢障碍

E.脑部血液循环障碍

38.病人，男性，32岁。脚底被铁锈钉刺伤，遵医嘱注射破伤风抗毒素。皮试结果：红肿大于1.5cm，周围红晕达6cm。采用脱敏注射，正确的注射方法是

A.分4次注射，剂量渐增

B.分5次注射，剂量渐增

C.分4次注射，剂量渐减

D.分5等份，分次注射

E.分4等份，分次注射

39.病人，女性，20岁，踝关节扭伤12小时，经检查局部肿胀、疼痛明显，需进行冷敷，其目的是

A.促进末梢循环

B.使局部血管扩张减轻充血

C.减轻局部出血、疼痛

D.促进炎症局限

E.减轻深部组织充血

40.门诊护士发现传染病病人时，应立即采取的措施是
A.进行卫生宣教与候诊教育
B.安排病人提前就诊
C.将病人隔离诊治
D.消毒候诊环境
E.转急诊室处理

41.属于Ⅲ类环境病区的是
A.婴儿室
B.注射室
C.重症监护病房
D.供应室无菌区
E.普通保护性隔离室

42.使用无菌容器的操作方法，正确的是
A.手指不可触及容器内面及边缘
B.开盖30分钟内盖好，以防污染
C.手握容器边缘，以便持物牢靠
D.物品取出后，未污染的物品可放回
E.容器盖的内面朝下，以便放置稳妥

43.不宜用燃烧法消毒灭菌的物品是
A.坐浴盆
B.拆线剪
C.镊子
D.治疗碗
E.污染的敷料

44.为防止交叉感染，具有针对性的措施是
A.用无菌钳夹取无菌物品
B.无菌物品应定期检查有效使用期
C.无菌物品与非无菌物品分开存放
D.无菌物品应放在清洁、干燥、固定处
E.一份无菌物品只供一位病人使用

45.用40%甲醛进行气化消毒时，需加入的氧化剂是
A.高锰酸钾
B.氯氧化钾
C.氯化钾
D.乳酸钠
E.乳酸钾

46.临睡前给药的外文缩写是
A.hs
B.qn
C.qh
D.qd
E.st

47.属于一级医院的是
A.县医院
B.省级医院
C.市级医院
D.农村乡镇卫生院
E.医学院校的附属医院

48.重度缺氧时SaO_2可降到小于
A.60%
B.65%
C.70%
D.75%
E.80%

49.关于隔离衣使用的叙述，不正确的是
A.隔离衣潮湿后应立即更换
B.隔离衣应每日更换一次
C.隔离衣挂在病房里时应内面向外
D.衣领的内面为清洁面
E.隔离衣需全部遮盖工作服

50.指导护士评估病人健康状况，预测病人需要的理论是
A.疾病系统论
B.人、环境、健康与护理的理论
C.人的基本需要层次理论
D.信息交流的理论
E.学习的理论

51.病人，女性，66岁。胸闷气短，杵状指，桶状胸，叩诊呈过清音，听诊呼吸音减弱，第二心音亢进，胸透见右心室大。最佳的吸氧方式是
A.间断低流量吸氧
B.间断高流量吸氧
C.持续低流量吸氧
D.间断中流量吸氧
E.持续高流量吸氧

52.病人，男性，65岁。脑出血昏迷，病人咳嗽反射迟钝，导致痰液沉积较深，需要给病人气管内吸痰，下列方法正确的是
A.吸痰后将管内痰液吸水冲净后再用
B.一次吸痰不超过30秒
C.吸痰时从深部向上提拉，左右旋转
D.插管时打开负压吸引
E.吸净口腔痰液后继续吸气管内痰

53.病人，女性，29岁。是位优秀的舞蹈演员，一次车祸造成下肢骨折入院治疗。经诊治病情稳定，但情绪低落，很少与人交往。护士发现病人常望着自己的腿暗自流泪。她目前未满足的需要是

A.自尊需要
B.爱与归属需要
C.自我实现需要
D.安全需要
E.生理需要

54.病人，男性，40岁。车祸伤及双腿，入院后医生立即给予伤口处理、骨折固定。护士给予吸氧，建立静脉通路，测量生命体征，配合医生实施救护，实施系统的整体护理，这属于哪个阶段护理特点
A.以人的健康为中心阶段
B.以"人"为中心阶段
C.以医生为中心阶段
D.以病人为中心阶段
E.以疾病为中心阶段

55.某社区卫生服务站，负责社区内居民的预防、保健、医疗、康复和健康教育及计划生育，这属于社区护理的
A.整体性
B.实用性
C.连续性
D.综合性
E.广泛性

56.病人，女性，29岁。呼吸道感染，咳嗽、咳痰。护士为其进行雾化吸入，可选择的祛痰药是
A.舒喘灵
B.氨茶碱
C.α-糜蛋白酶
D.庆大霉素
E.地塞米松

57.孕妇，因尿潴留，护士准备为该孕妇行导尿术。下列叙述**不妥**的是
A.用无菌持物镊夹取棉球消毒外阴
B.检查导尿包的名称及灭菌日期
C.将无菌与非菌物品分别放置
D.关闭门窗、保护病人隐私
E.戴口罩、帽子并清洗双手

58.病人，女性，47岁。腰椎损伤2个月，长期留置导尿管，今晨护士发现病人尿液浑浊有沉淀。护士应该采取的护理措施是
A.膀胱内滴药消除炎症
B.鼓励病人多饮水，促进排尿
C.热水袋热敷下腹部
D.为病人翻身更换卧位
E.用0.1%苯扎溴铵消毒尿道口

59.病人，男性，因甲型肝炎，住院20天治愈出院。护士

为其进行终末消毒处理，**错误**的是
A.病床、桌椅用消毒液擦拭
B.室内空气可用喷雾消毒
C.被服及时送洗衣房清洗
D.个人用物经消毒后带出病区
E.病人洗澡、换清洁衣裤

60.病人，男性，25岁。患化脓性扁桃体炎，在注射青霉素数秒钟后出现胸闷、气促、面色苍白、出冷汗及濒危感，血压75/50mmHg，护士应首先采取的急救措施是
A.报告医师
B.给予静脉输液
C.皮下注射0.1%盐酸肾上腺素1ml
D.针刺人中、内关等穴位
E.给予氧气吸入

61.用格拉斯哥昏迷评分量表测定意识障碍程度，昏迷评分是
A.<3分
B.<7分
C.<8分
D.<12分
E.<15分

62.为糖尿病病人留尿作尿糖定量检查，采集尿标本的方法是
A.留中段尿5ml
B.留24小时尿
C.饭前留尿100ml
D.随时留尿100ml
E.留清晨第1次尿约100ml

63.能产生新生态氧将菌体蛋白质氧化，使菌体死亡的化学消毒灭菌剂是
A.碘伏
B.过氧乙酸
C.环氧乙烷
D.福尔马林
E.戊二醛

64.全国范围举行首届护士执业考试的时间是
A.1998年6月
B.1995年6月
C.1993年6月
D.1980年6月
E.1954年6月

65.**不属于**心理素质的是
A.乐观、情绪稳定

B.胸怀宽容、豁达

C.有事业心和进取心

D.有较强的适应能力

E.自尊、自爱、自律

66.患儿，女，6个月。因支气管炎住院治疗。护士帮助患儿服用止咳嗽药，正确的做法是

A.喂服止咳糖浆后立即喂奶

B.最后喂服止咳糖浆，之后不宜立即喂水

C.止咳糖浆与牛奶混匀后一起喂服

D.服止咳糖浆后，喂少量温水

E.先服止咳糖浆，后服维生素

67.病人，女性，68岁。因腹泻待查收入院。病人四肢冰冷，护士用热水袋进行保暖。正确的操作措施是

A.使用过程中发现皮肤潮红、疼痛，应暂停10分钟后使用

B.使用时将热水袋与病人皮肤直接接触

C.热水袋放置时，袋口朝向身体内侧

D.调节热水袋水温至60℃~70℃

E.热水袋灌入水至1/2~2/3

二、以下提供若干个案例，每个案例下设若干道考题，请根据所提供的信息，在每一道考题下面的A、B、C、D、E五个备选答案中选择一个最佳答案，并在答题卡上将相应题号的相应字母所属的方框涂黑。

（68~69题共用题干）

病人，男性，36岁。因车祸导致脑外伤，出现昏迷，为保证营养的供给，需要长期鼻饲，取去枕平卧位，准备接受插胃管。

68.胃管更换的时间是

A.乳胶胃管每天更换1次，硅胶胃管每月更换2次

B.乳胶胃管每周更换2次，硅胶胃管每月更换1次

C.乳胶胃管每周更换1次，硅胶胃管每月更换2次

D.乳胶胃管每周更换1次，硅胶胃管每月更换1次

E.乳胶胃管每天更换1次，硅胶胃管每周更换1次

69.为其插胃管至15cm时，应采取的护理措施是

A.使病人头偏向护士一侧方便胃管插入

B.将病床床头摇起，使病人呈半坐卧位

C.将病人头托起，使下颌骨靠近胸骨柄

D.让病人取右侧卧位使插管顺利

E.使病人头后仰便于胃管插入

（70~71题共用题干）

患儿，女，9岁。急性扁桃体炎，医嘱给予青霉素治疗。用药数天后出现发热、皮肤瘙痒、关节肿痛、淋巴结肿大、腹痛等症状。

70.考虑该患儿出现的情况可能是

A.消化道过敏反应

B.血清病型反应

C.皮肤过敏反应

D.风湿性关节炎

E.淋巴结炎

71.该患儿发生的情况常出现在使用青霉素后

A.14~17天

B.12~14天

C.7~12天

D.4~7天

E.1~4天

（72~73题共用题干）

病人，男性，60岁。因经常夜间睡眠时下床到院子里活动，醒后对所发生的事情不能回忆，诊断为梦游症。

72.该病人夜晚出来活动可能发生于

A.异相睡眠

B.NREM第Ⅳ时相

C.NREM第Ⅲ时相

D.NREM第Ⅱ时相

E.NREM第Ⅰ时相

73.该病人梦游所处睡眠分期的特点是

A.极难唤醒

B.很难唤醒

C.难以唤醒

D.易被唤醒

E.睡眠最浅

（74~76题共用题干）

病人，女性，68岁。患糖尿病两年，住院治疗，医嘱：胰岛素8U，三餐前15分钟皮下注射。

74.实习护士准备执行注射胰岛素医嘱，需带教教师纠正的操作是

A.针头与皮肤呈40°角进针

B.注射部位选择上臂三角肌下缘

C.进行三查七对

D.选用2ml注射器

E.常规消毒注射处皮肤

75.符合无痛技术的一项是

A.进针后，注射前无须抽动活塞

B.严格执行无菌技术

C.经常更换注射部位

D.做到"两快一慢"

E.加强核对

76.实习护士为该病人进行胰岛素皮下注射时，针头刺入的深度应是

A.针尖斜面

B.针梗全部刺入

C.针梗的3/4

D.针梗的2/3

E.针梗的1/3

（77~78题共用题干）

病人，男性，50岁。心绞痛史5年，未规律用药。2小时前劳累时出现心前区压榨样疼痛，伴濒死感，舌下含化硝酸甘油，疼痛未缓解，诊断为急性心肌梗死。给予吸氧，重症监护，绝对卧床休息等措施，3小时后病情稳定。

77.此时首要的护理诊断是

    A.活动无耐力

    B.自理缺陷

    C.知识缺乏

    D.恐惧

    E.疼痛

78.确定该护理诊断的主要依据是

    A.心前区压榨样疼痛

    B.绝对卧床休息

    C.未规律用药

    D.心肌缺血缺氧

    E.有濒死感

（79~80题共用题干）

病人，男性，22岁。白血病，血红蛋白50g/L，胸痛伴全身软弱无力，皮肤、黏膜、指甲苍白。

79.为该病人输血的主要原因是

    A.凝血功能异常

    B.低蛋白血症

    C.严重感染

    D.贫血

    E.大出血

80.护士为病人输血时的操作，**错误**的是

    A.两袋血之间输入少量生理盐水

    B.为达到治疗效果，开始时速度宜快

    C.输血前先输入少量生理盐水

    D.护士操作时戴上手套

    E.严格执行"三查八对"

（81~83题共用题干）

病人，男性，24岁。暴饮暴食后出现上腹正中刀割样剧痛，不能忍受，并伴有恶心、呕吐，急送至医院，诊断为急性胰腺炎。给予禁食、胃肠减压，肠外营养支持治疗。2周后病情稳定，改为要素饮食，鼻饲提供营养。

81.给该病人要素饮食过程中的正确做法是

    A.长期使用时无需补充维生素

    B.若停用应逐渐减量

    C.鼻饲过程中出现恶心立即停用

    D.溶液温度应保持在35℃

    E.从高浓度、大剂量开始

82.该病人要素饮食的特点**不包括**

    A.肠道直接吸收

    B.不需经过消化

    C.含少量纤维素

    D.营养成分全面

    E.营养价值高

83.根据世界卫生组织对疼痛程度的分级，该病人发病时的疼痛属于

    A.4级

    B.3级

    C.2级

    D.1级

    E.0级

三、以下提供若干组考题，每组考题共用A、B、C、D、E五个备选答案。请从中选择一个与问题关系最密切的答案，并在答题卡上将相应题号的相应字母所属的方框涂黑。每个备选答案可能被选择一次、多次或不被选择。

（84~85题共用备选答案）

    A.交流信息可靠、随机

    B.语句表达随意、开放

    C.交谈气氛轻松、自然

    D.谈话主题明确

    E.谈话环境安静

84.和病人正式交谈的主要特点是

85.和病人非正式交谈的主要特点是

（86~87题共用备选答案）

    A.帮助系统

    B.预防系统

    C.支持教育系统

    D.部分补偿系统

    E.全补偿系统

86.根据自理模式理论，对糖尿病病人进行护理时应采用

87.根据自理模式理论，对昏迷病人进行护理时应采用

（88~89题共用备选答案）

    A.头高脚低位

    B.头低脚高位

    C.端坐位

    D.半坐卧位

    E.中凹卧位

88.面及颈部手术后病人可取的卧位是

89.十二指肠引流时病人可取的卧位是

（90~91题共用备选答案）

    A.陶土色

    B.柏油色

    C.无光样黑色

    D.暗红色

    E.暗绿色

90.胆道完全阻塞时，粪便呈

91.下消化道出血时，粪便呈

（92~93题共用备选答案）

A.膝胸卧位

B.头低足高位

C.半坐位

D.右侧卧位

E.左侧卧位

92.为阿米巴痢疾病人进行保留灌肠时病人的体位是

93.为慢性细菌性痢疾病人行保留灌肠时病人的体位是

（94~96题共用备选答案）

A.24小时

B.12~16小时

C.6~8小时

D.2~4小时

E.1小时

94.尸斑开始出现的时间是死亡后

95.尸僵发展至高峰的时间是死亡后

96.尸僵缓解发生在死亡后

（97~98题共用备选答案）

A.巴比妥类

B.敌百虫

C.氰化物

D.灭鼠药

E.敌敌畏

97.可用2%~4%碳酸氢钠洗胃的毒物是

98.可服用3%过氧化氢溶液后引吐的毒物是

（99~100题共用备选答案）

A.解决期

B.开拓期

C.确认期

D.认识期

E.熟悉期

99.病人，男性，61岁。确诊直肠癌入院治疗。入院后护士热情接待病人，详细介绍病房的环境及注意事项等。根据佩皮劳人际关系模式，这一阶段属于

100.病人在直肠癌根治术后不接受造瘘口，经过护士的沟通鼓励后，病人积极主动参与到造瘘口的护理中，逐渐建立自我责任感，自信乐观。根据佩皮劳人际关系模式，病人现在这一阶段属于

答案与解析

序号	1	2	3	4	5	6	7	8	9	10
答案	B	E	C	A	B	B	A	C	A	A
序号	11	12	13	14	15	16	17	18	19	20
答案	B	D	C	A	D	C	E	D	C	C
序号	21	22	23	24	25	26	27	28	29	30
答案	D	A	D	D	A	A	C	D	C	E
序号	31	32	33	34	35	36	37	38	39	40
答案	B	C	E	D	E	D	B	A	C	C
序号	41	42	43	44	45	46	47	48	49	50
答案	B	A	B	E	A	A	D	A	C	C
序号	51	52	53	54	55	56	57	58	59	60
答案	C	C	C	D	D	C	A	B	C	C
序号	61	62	63	64	65	66	67	68	69	70
答案	C	B	B	B	E	B	E	D	C	B
序号	71	72	73	74	75	76	77	78	79	80
答案	C	B	A	D	D	D	E	A	D	B
序号	81	82	83	84	85	86	87	88	89	90
答案	B	C	B	D	C	C	E	D	B	A
序号	91	92	93	94	95	96	97	98	99	100
答案	D	D	E	D	B	A	E	C	D	B

1.解析：青霉素停药3天后再用者，更换药物批号均须做过敏试验，有青霉素过敏史者禁用。

2.解析：混合注射几种药物时首先应注意配伍禁忌，防止药物相互作用，发生浑浊、沉淀、产生气体及变色等现象。

3.解析：高热病人乙醇擦浴降温，主要是通过乙醇蒸发散热。

4.解析：粪便隐血试验前3天病人应避免服用铁剂、动物血、肝脏、瘦肉及大量绿色蔬菜等食物，以免造成假阳性。

5.解析：护士应具有良好的心理素质，保持乐观、开朗、稳定的情绪，宽容豁达的胸怀。

6.解析：膀胱刺激征是指尿频、尿急、尿痛，主要见于急性膀胱炎。

7.解析：支持教育系统是病人有能力执行或学习自理方法，但必须在护士的帮助下完成，主要适用于慢性病病人和文化层次高者。

8.解析：消毒是指杀死物体上除芽孢外所有的病原微生物。

9.解析：护理理论的四个基本概念是人、健康、环境和护理。

10.解析：人的适应性反应体现在生理功能、自我概念、角色功能、相互依赖四个方面。

11.解析：疼痛是不舒适中最为严重的表现形式。

12.解析：（500×95%/70%）－500＝179ml。

13.解析：膀胱刺激征表现为尿频、尿急、尿痛，常见于膀胱炎病人。

14.解析：正常瞳孔在自然光线下为2~5mm，小于2mm为缩小，大于5mm为散大。

15.解析：空气传播指病原体从传染源排出后，通过空气侵入易感宿主，包括经飞沫、飞沫核和尘埃传播。

16.解析：护士通过收集病人资料并为其制订护理计划，属于开始期的工作内容。

17.解析：人际沟通分为语言性沟通和非语言性沟通两种。

18.解析：在病人吃晚饭前进行交谈会阻碍护患沟通进行，其余均可促进沟通进行。

19.解析：倾诉属于语言沟通，其余均属于非语言沟通。

20.解析：护士发现医嘱有错误时，应向医生提出，但护士无权修改。

21.解析：医生开出的医嘱须经签字方为有效。

22.解析：护理评估时资料的来源包括病人、病人家属、其他健康保健人员、病程记录、实验室检查报告、体格检查、有关文献资料等。

23.解析：免疫接种主要在儿童期完成，因此成人病人可忽略此项资料。

24.解析：体温过高的必要诊断依据是体温高于正常范围。

25.解析：从病人入院，护士开始接触病人时，护士就开始观察病人。

26.解析：ROM练习是指根据每一特定关节可活动的范围来对此关节进行屈曲和伸展的运动。活动受限病人应尽快开始ROM练习，每天进行2~3次，病人出现疼痛、痉挛、疲劳或抵抗反应时应停止操作。活动时比较双侧关节活动情况，了解原来关节活动程度。每个关节每次有节律地做5~10次完整的ROM练习。

27.解析：清洁是指清除物品上的一切污秽，如血迹、分泌物、油脂、污垢等。通过机械冲刷，可将物体上细菌污染数量降低，但并不能杀灭病原微生物。

28.解析：铺好的无菌盘4小时内有效。

29.解析：溶血反应时，由于红细胞发生溶解，大量血红蛋白散布到血浆中，出现黄疸和血红蛋白尿（酱油色）。

30.解析：湿度过低时，空气干燥，人体蒸发大量水分，引起口干舌燥、咽痛、烦渴等表现。

31.解析：如护理人员发现医嘱有明显错误有权拒绝执行，并向医生提出质疑和申辩，但不能私自修改医嘱。

32.解析：甘露醇有利尿脱水的作用，使用时应观察并记录尿量。

33.解析：病人出于安全的需要，希望由有知识、负责人的护士照顾。

34.解析：艾瑞克森的心理社会发展学说将人格发展分为8期，青春期会产生自我认同与角色紊乱危机。

35.解析：脂溶性维生素不溶于水而溶于脂肪，包括维生素A、D、E、K。

36.解析：大量不保留灌肠的禁忌证为急腹症，胃肠道出血，肠伤寒，严重心脑疾患。

37.解析：头痛是腰椎穿刺术后最常见的一种并发症，发生机制是由于腰穿放出脑脊液后使颅内血管扩张、充血或静脉窦被牵拉而引起，或是由于放出脑脊液过多造成颅内压减低，使由三叉神经感觉支支配的脑膜及血管组织受牵拉、移位引起头痛。

38.解析：破伤风抗毒素脱敏注射方法是分4次，剂量逐渐加量，20分钟内肌注1次。

39.解析：关节扭伤的病人早期冷敷，主要目的是收缩血管，减轻局部出血和疼痛。

40.解析：门诊护士发现传染病病人时，应立即采取隔离措施，将病人隔离诊治。

41.解析：Ⅲ类环境病区包括儿科病房、妇产科检查室，注射室，换药室，治疗室、供应室、清洁区等。

42.解析：使用无菌容器时，手指不可触及容器内面及边缘，物品取出后，即使未用也不可放回；容器盖的内面朝上，开盖后及时盖好，防止污染内容物。

43.解析：锐利刀剪禁忌用燃烧法，避免使锋刃变钝。

44.解析：为防止交叉感染，一份无菌物品只供一位病人使用。

45.解析：用40%甲醛进行气化消毒时，需加入高锰酸钾作为氧化剂。

46.解析：st是指立即，qd是指每日一次，qh是指每小时一次，qn是指每晚一次。

47.解析：一级医院是指直接向具有一定人口（≤10万）的社区提供医疗、预防、保健和康复服务的基层医疗卫生机构，是提供社区初级卫生保健的主要机构。如农村乡镇卫生院、城市街道医院。

48.解析：重度缺氧时病人发绀明显，呼吸极度困难，三凹征明显，$PaO_2<30mmHg$，$SaO_2<60\%$。

49.解析：隔离衣若挂在半污染区，清洁面向外，挂在污染区则污染面朝外。病房为污染区，因此应外面朝外。

50.解析：护士可依据人的基本需要层次理论，预测病人的需要。

51.解析：上述病人考虑为COPD，针对COPD的病人，最佳吸氧方式为低流量低浓度持续吸氧。

52.解析：吸痰插管时不可有负压，以免引起呼吸道黏膜损伤，应严格执行无菌操作，每吸痰一次更换吸痰管，每次吸痰时间不超过15秒，以免造成缺氧。

53.解析：自我实现是指一个人充分发挥自己的才能与潜力，病人由于骨折而无法跳舞，对于舞蹈演员来说是无法实现自己价值的，属于自我实现价值需要未满足。

54.解析：以病人为中心阶段强调护理是一个专业，护士应用科学的工作方法—护理程序，对病人实施身、心、社会等全方位的、连续的、系统的整体护理。

55.解析：社区护理的综合性是指针对各类不同的人群，社区卫生服务的内容由预防、保健、医疗、康复、健康教育、计划生育技术服务等综合而成。

56.解析：稀释痰液，帮助祛痰可选择的祛痰药是 α−糜蛋白酶。

57.解析：无菌持物镊只能夹取无菌物品，不可用于夹取消毒棉球进行外阴消毒。

58.解析：留置导尿病人尿液出现浑浊沉淀时，应嘱病人多饮水，以增加尿量，达到冲洗尿道的目的。

59.解析：传染病人出院后，病室应执行传染病终末消毒法，被服及时送洗衣房清洗消毒并与普通病人的被服分开。室内空气可用喷雾消毒，病床、桌椅用消毒液擦拭。

60.解析：病人发生了青霉素过敏性休克，因此应立即遵医嘱皮下注射0.1%盐酸肾上腺素0.5~1ml。

61.解析：利用格拉斯哥昏迷评分量表评估意识障碍时，<8分提示昏迷，<3分提示深昏迷。

62.解析：尿糖定量检查需留置24小时尿，取其中100~200ml送检。

63.解析：过氧乙酸能产生新生态氧将菌体蛋白质氧化，使细菌死亡。

64.解析：1993年3月原卫生部颁发了我国第一个关于护士执业和注册的部长令和《中华人民共和国护士管理办法》，1995年6月首次举行全国范围的护士执业考试。

65.解析：自尊、自爱、自律不属于心理素质的范畴。

66.解析：止咳糖浆对呼吸道黏膜起安抚作用，服后不宜饮水，以免降低药效。同时服用多种药物，应最后服用止咳糖浆。

67.解析：使用热水袋时，热水袋内灌入水至1/2~2/3满，用毛巾包裹热水袋，避免热水袋直接和皮肤接触。

68.解析：长期鼻饲者应定期更换胃管，乳胶胃管每周更换一次，硅胶胃管每月更换一次。

69.解析：为昏迷病人插胃管时，为提高插管的成功率，插管前将病人头前屈，当插入14~16cm（会厌部）时，以左手将病人头部托起向前屈，使下颌靠近胸骨柄，以增大咽喉部通道的弧度，提高插管的成功率。

70~71.解析：血清病型反应属Ⅲ型变态反应，一般于用药后7~12天出现症状，病人出现发热、关节肿痛、皮肤发痒、荨麻疹、全身淋巴结肿大、腹痛等症状。因此，70题选B，71题选C。

72~73.解析：异相睡眠的第Ⅳ时相，即深睡眠期，极难唤醒，全身松弛，无任何活动，体温、脉搏继续下降，呼吸缓慢均匀，体内分泌大量激素，组织愈合加快，可能出现遗尿和梦游。因此，72题选B，73题选A。

74.解析：胰岛素皮下注射应选用1ml注射器。

75.解析：注射时做到两快一慢，即进针和拔针快，推液慢，可减少病人的疼痛感。

76.解析：皮下注射时进针深度是针头的2/3，不宜全部刺入。

77~78.解析：心肌梗死病人由于心前区压榨样疼痛，伴濒死感，舌下含化硝酸甘油不能缓解，因此该病人首要的护理诊断是疼痛，相关因素是心前区压榨样疼痛。因此，77题选E，78题选A。

79.解析：该病人血红蛋白为50g/L，处于贫血状态。故输血的主要目的是纠正贫血。

80.解析：静脉输液时滴速开始宜慢，观察10分钟后无不良反应，再根据病情调节滴速。

81.解析：要素饮食在停止的时候，应逐渐减量。

82.解析：要素饮食不含纤维素，可直接被肠黏膜吸收。

83.解析：WHO将疼痛分为四级：0级：无痛；1级：轻度疼痛，尚可忍受，不影响睡眠；2级：中度疼痛，疼痛明显，不能忍受，要求使用镇痛剂；3级：重度疼痛，疼痛剧烈，不能忍受，需要使用镇痛剂。

84.解析：正式交谈是护患双方按预先拟定的计划进行交谈，谈话主题明确，以病人的健康问题为中心。

85.解析：非正式交谈是护士在日常工作中与病人进行的随意交谈，交谈气氛轻松、自然。

86.解析：糖尿病病人为慢性病病人，因此应采用支持教育系统。

87.解析：昏迷病人完全无生活自理能力，因此应采用全补偿系统。

88.解析：某些面及颈部手术后病人采取半坐卧位，可减少局部出血。

89.解析：十二指肠引流病人，采取头低脚高位，有利于胆汁排出。

90~91.解析：柏油样便见于上消化道出血；陶土色便见于胆道完全梗阻；暗红色血便见于下消化道出血。因此90题选A，91题选D。

92~93.解析：慢性痢疾病变多在乙状结肠和直肠，故采用左侧卧位为宜，阿米巴痢疾病变多见于回盲部，应采取右侧卧位，以提高治疗效果。因此，92题选D，93题选E。

94.解析：尸斑一般在死亡2~4小时后出现。

95~96.解析：尸僵一般在死亡后1~3小时开始出现，4~6小时发展到全身，12~16小时发展至高峰，24小时后开始减弱。因此，95题选B，96题选A。

97.解析：敌敌畏中毒可用2%~4%碳酸氢钠、1%盐水、1：15000~1：20000高锰酸钾洗胃。

98.解析：氰化物中毒可饮3%过氧化氢溶液后引吐，用1：15000~1：20000高锰酸钾洗胃。

99.解析：认识期是了解问题的时期，是护士和病人见面后互相认识的阶段。入院后护士热情接待病人，详细介绍病房的环境及注意事项，属于认识期。

100.解析：开拓期，病人会逐渐意识到从提供的服务中取得帮助就能使情况好转，并对学习为了达到目标应有的适当行为显示出主动性。他可能主动对自我照顾发生兴趣，开始参与自我照顾，并通过自我决定，逐渐建立自我责任感，向着自信和独立进行调整。

2026

护理学（师）

单科 一次过

专业实践能力　全真模拟试卷与解析

全真模拟试卷（八）

全国卫生专业技术资格考试研究专家组　编写

中国健康传媒集团·北京

中国医药科技出版社

内 容 提 要

本书根据最新考试大纲要求，通过分析历年考试真题，并在研究命题规律的基础上精心编写而成。供考生进行模拟自测，梳理对知识点的掌握程度，顺利通关考试。本套试卷分为试题和答案及解析两大部分，以使学生自测后核对答案更加方便。试卷中题型、题量及题目难易程度与考试真题保持高度一致，考生根据自己未通过的科目选择相应的试卷即可。

图书在版编目（CIP）数据

2026护理学（师）单科一次过全真模拟试卷与解析. 专业实践能力 / 全国卫生专业技术资格考试研究专家组编写. -- 北京：中国医药科技出版社，2025.8. --（护考应急包）. -- ISBN 978-7-5214-5492-5

Ⅰ. R47-44

中国国家版本馆CIP数据核字第2025FZ6366号

美术编辑　陈君杞

版式设计　南博文化

出版　**中国健康传媒集团** | 中国医药科技出版社

地址　北京市海淀区文慧园北路甲22号

邮编　100082

电话　发行：010-62227427　邮购：010-62236938

网址　www.cmstp.com

规格　889×1194mm $\frac{1}{16}$

印张　8

字数　290千字

版次　2025年8月第1版

印次　2025年8月第1次印刷

印刷　北京京华铭诚工贸有限公司

经销　全国各地新华书店

书号　ISBN 978-7-5214-5492-5

定价　**25.00元**

获取新书信息、投稿、为图书纠错，请扫码联系我们。

试题部分

一、以下每一道考题下面有A、B、C、D、E五个备选答案。请从中选择一个最佳答案，并在答题卡上将相应题号的相应字母所属的方框涂黑。

1. 病人，男性，25岁。因严重贫血需输血治疗，不利于防范医疗事故的操作是
   A. 输血后马上整理用物，输血袋与输血器按医疗垃圾处理
   B. 输血时严格执行查对制度
   C. 输血前与病人签订输血协议
   D. 输血前查血型并进行交叉配血试验
   E. 对供血者血液按规定进行严格抗原抗体检测

2. 以人为中心，以护理程序为基础，以现代护理观为指南，对人实施从生理、心理和社会各个方面的护理，从而使人达到最佳健康状况的护理是
   A. 个案护理
   B. 功能制护理
   C. 小组护理
   D. 责任制护理
   E. 整体护理

3. 为气性坏疽病人换药后的敷料选择的消毒灭菌法是
   A. 压力蒸汽
   B. 紫外线
   C. 干烤法
   D. 燃烧法
   E. 煮沸法

4. 静脉输液发生空气栓塞时，造成病人死亡的原因是空气阻塞了
   A. 肺动脉入口
   B. 肺静脉入口
   C. 主动脉入口
   D. 上腔静脉入口
   E. 下腔静脉入口

5. 长期留置导尿管的病人出现尿液浑浊、沉淀或结晶时应
   A. 经常更换卧位
   B. 进行膀胱冲洗
   C. 热敷下腹部
   D. 膀胱内用药
   E. 经常清洗尿道口

6. 挤压呼吸气囊，每次可进入肺内的空气量是
   A. 1200ml
   B. 1000ml
   C. 500ml
   D. 400ml
   E. 300ml

7. 关于行心肺复苏术时中途换人的描述，正确的是
   A. 按压、吹气间隙换人
   B. 心脏按压间隙换人
   C. 吹气间隙换人
   D. 随时可换人
   E. 抢救中断时间不得超过2~3秒

8. 含有优质蛋白质的食物是
   A. 南瓜
   B. 苹果
   C. 土豆
   D. 豆腐
   E. 馒头

9. 内源性感染是指
   A. 自身携带病原体引起的感染
   B. 病人与医护人员之间的感染
   C. 病人与病人之间的感染
   D. 通过医疗器械的感染
   E. 饮食不当引起的感染

10. 关于冷疗的叙述，**错误**的是
    A. 老年人较年轻人对冷刺激反应迟钝
    B. 皮肤较薄的区域对冷的敏感性强
    C. 用冷面积越大，效果越强
    D. 用冷时间越长，效果越好
    E. 在相同温度下，湿冷的效果优于干冷

11. 对于病人主观资料的记录，正确的是
    A. 病人希望得到良好的关心和照顾
    B. 家属希望能为病人提供良好的治疗药物
    C. 家属说"只要康复，所有治疗建议我们都愿意考虑"
    D. 病人说"记忆力差，阅读书籍常常读了后5行，忘了前5行"
    E. 查体后感到病人精神好，疼痛消失

12. 初级卫生保健的承担者是
    A. 基层医院

1

B.社区卫生工作者

C.卫生行政部门

D.综合性医院的医生

E.综合性医院的医生和护士

13.**不属于**非语言性沟通的形式是
A.面部表情
B.手势
C.交流的空间距离
D.反应时间
E.健康宣教资料

14.能降低毛细血管和细胞通透性的物质是
A.铁
B.钙
C.磷
D.碘
E.锌

15.冠心病病人舌下给药时，最佳的体位是
A.仰卧位
B.侧卧位
C.俯卧位
D.半卧位
E.端坐位

16.一般系统论的提出者是
A.贝塔朗菲
B.马斯洛
C.纽曼
D.奥瑞姆
E.佩皮劳

17.属于高效化学消毒剂的是
A.季铵盐类
B.氯己定
C.碘伏
D.过氧乙酸
E.酒精

18.在传染病区内属于清洁区的是
A.病区走廊
B.病房
C.消毒室
D.检验室
E.治疗室

19.漏斗胃管洗胃法是利用
A.正压原理
B.液体静压原理
C.负压原理

D.虹吸原理
E.空吸原理

20.病人，女性，30岁。腱鞘炎，给予湿热敷。病人开始感觉敷布非常热，敷布温度降低后被及时更换。以同样的温度再接触到患处时，病人又不觉得敷布很热。这是由于机体发生了
A.病理适应
B.生理适应
C.技术适应
D.社会适应
E.心理适应

21.护士与昏迷病人间适用的关系模式是
A.被动参与型模式
B.共同参与型模式
C.指导–被动型模式
D.指导–合作型模式
E.主动–被动型模式

22.禁忌乙醇擦拭的部位是
A.足底
B.肘窝
C.腹股沟
D.腋窝
E.颈前颌下

23.铺无菌盘的操作方法正确的是
A.铺好的无菌盘12小时内有效并注明铺盘日期及时间
B.双手捏住治疗巾上层两角内外面下拉覆盖无菌物品
C.折叠治疗巾上层呈扇形开口边缘向内放入无菌物品
D.操作者的双手不可触及无菌治疗巾的内面
E.用手取出无菌治疗巾后将剩余无菌治疗巾包好注明开包日期和时间

24.最佳健康模式强调的是
A.治疗疾病与减轻不适
B.维持健康与预防疾病
C.恢复健康与减轻痛苦
D.治疗疾病与康复护理
E.促进健康与预防疾病

25.护士的首要职责是
A.进行沟通交流
B.护理研究工作
C.传授健康知识
D.协调护理工作
E.提供健康照顾

26.根据马斯洛的理论，对人类基本需要各层次间关系的理解，正确的是

A.需要层次上移后满足需要的差异性很小

B.不同层次的需要会出现重叠甚至颠倒

C.所有需要都必须立即和持续地给予满足

D.不同层次的需要的位置是固定不变的

E.各需要层次有其独立性，不会相互影响

27.濒死期病人最后消失的感觉常是

A.视觉

B.听觉

C.味觉

D.嗅觉

E.触觉

28.护士履行给药职责的前提是

A.严格遵守安全给药的原则

B.熟练掌握给药技术和方法

C.高度责任感和严谨工作作风

D.促进疗效，减轻药物不良反应

E.指导病人合理用药

29.指导护士评估病人健康状况，预见病人需要的理论是

A.学习的理论

B.信息交流理论

C.人的基本需要层次理论

D.人、环境、健康与护理的理论

E.疾病系统论

30.通过交谈法收集资料的方法，**错误**的是

A.让病人畅所欲言，切忌打断话题

B.告知交谈的目的及所需要的时间

C.注意倾听，及时给病人反馈

D.依交谈提纲收集资料

E.选择适宜的交谈环境

31.护士为病人行导尿术时未用屏风遮挡，导致病人不满而投诉，护士的行为应视为

A.侵权

B.过失犯罪

C.故意犯罪

D.渎职罪

E.疏忽大意

32.病人，男性，55岁。近来上腹部疼痛，消瘦，大便隐血阳性，作胃镜检查后得知患了胃癌，出现心理和行为异常。有利于病人应对的转机是

A.出现迁怒行为不要将其个人化

B.不必纠正病人抑郁和退缩行为

C.出现愤怒立即帮助分析结果

D.满足病人提出治疗的所有要求

E.告知病人全部病情真相

33.库存血在4℃的环境内可保存

A.24小时

B.48小时

C.72小时

D.1周

E.2~3周

34.对奥瑞姆提出三种护理补偿系统的理解，正确的是

A.当病人自理能力完全丧失时，应用支持教育系统

B.部分补偿系统应用于病人自理能力丧失时

C.三种补偿系统中只有支持教育系统需病人参与自理活动

D.全补偿系统要求病人参与自理活动

E.支持教育系统是病人有能力学习自理方法，但必须在护士帮助下完成

35.收集资料进行记录时应注意的是

A.客观资料的记录应尽量用病人的原话

B.主观资料的记录应使用专业术语

C.记录必须反映护士的主观判断

D.记录应准确、全面、简洁

E.记录应清晰、简洁、生动

36.应放入有色瓶或避光纸盒内、置于阴凉处保存的药物是

A.乙醇

B.糖衣片

C.甲氧氯普胺（胃复安）

D.胎盘球蛋白

E.氨茶碱

37.误服硫酸后需保护胃黏膜时可选用的溶液是

A.碳酸氢钠

B.过氧化氢

C.高锰酸钾

D.白醋

E.镁乳

38.为伤寒病人灌肠时，液体量和高度分别是

A.700ml，小于20cm

B.600ml，小于20cm

C.500ml，小于30cm

D.400ml，小于30cm

E.300ml，小于30cm

39.进行氧气雾化吸入时的正确方法是

A.治疗时间10~15分钟

B.呼气时按住出气口

C.吸气时松开出气口

D.药液稀释到10ml

E.湿化瓶内放水

40.做血液气体分析的血标本采集后应密封放置于
A.肝素抗凝注射器中
B.枸橼酸钠试管中
C.无菌试管中
D.草酸钾抗凝试管中
E.清洁试管中

41.关于舌下给药的描述，**错误**的是
A.冠心病病人舌下给药时宜取半坐卧位
B.可以将药片嚼碎吞下
C.不可将药片吞服
D.将药片置于舌下，任其自然溶解
E.具有药物吸收迅速，生物利用度高的特点

42.把长25cm的持物镊浸泡在消毒液中，镊子前部浸泡于液面下的部分长度应为
A.15cm
B.12.5cm
C.10cm
D.7.5cm
E.5cm

43.关于无菌技术操作的叙述，**错误**的是
A.无菌物品应有明显标志
B.无菌物品与非无菌物品应分开放置
C.无菌操作前半小时应停止清扫
D.取用无菌物品应使用无菌持物钳
E.无菌物品取出后未被污染，可再放回无菌容器中备用

44.关于预防输血过敏反应的叙述，**错误**的是
A.献血前8小时不宜进高蛋白质和高脂肪饮食
B.献血员献血前宜少量食用糖水
C.有过敏史的病人输血前给予抗过敏药物
D.献血员献血前宜食用清淡饮食
E.勿选用有过敏史者的献血员

45.**不属于**"三查七对"的内容是
A.操作前查、操作中查
B.用药后反应
C.剂量、方法、时间
D.药名、浓度
E.床号、姓名

46.患儿，男，2岁。因肺部感染，需肌内注射青霉素治疗，最佳的注射部位是
A.臀大肌
B.臀中肌
C.上臂三角肌
D.股外侧肌

E.腹部肌肉

47.病人，女性，35岁。体温39.2℃，注射青霉素后发生过敏性休克。最佳的处理方法是
A.停药、平卧、注射盐酸肾上腺素，保暖、吸氧
B.停药、平卧、注射抗组胺药、吸氧
C.停药、平卧、测血压、注射呼吸兴奋剂、保暖
D.停药、吸氧、保暖、注射阿拉明、平卧
E.停药、吸氧、保暖、注射地塞米松、平卧

48.病人，男性，39岁。因腿部被铁钉刺伤，急诊入院，医嘱破伤风抗毒素注射，破伤风抗毒素皮试药液浓度为
A.15IU/ml
B.50IU/ml
C.100IU/ml
D.150IU/ml
E.500IU/ml

49.病人，男性，46岁。脑外伤昏迷，$PaCO_2$ 7.0kPa。为保持呼吸道通畅，护士为其实施吸痰术，下列操作中**不妥**的是
A.用张口器助其张口
B.先吸口腔内痰液，再吸气管内痰液
C.每次吸痰时间不超过30秒
D.吸痰导管必须每次更换
E.吸痰前可先加大吸氧流量再吸痰

50.病人，男性，24岁。行左上臂脂肪瘤切除术。护士为手术医生取用麻醉剂时，应该首先查对
A.瓶签
B.瓶身有无松动
C.瓶盖有无松动
D.溶液澄清度
E.有效期

51.病人，女性，46岁，患肠内阿米巴痢疾，医嘱为口服硫酸巴龙霉素40万~60万U，qid，连服5天，其中"qid"译成中文的正确含义是
A.每日4次
B.每日3次
C.每日2次
D.每6小时1次
E.每4小时1次

52.下列**不符合**无痛注射原则的是
A.多种药物同时注射时，先注射刺激性强的药物再注射无刺激性的药物
B.注射刺激性强的药物时，进针要深
C.推注药物的速度宜慢

D.进针后、注射前，应抽动活塞

E.病人侧卧位时上腿伸直，下腿弯曲

53.静脉注射过程中，如发现病人局部疼痛、肿胀明显，试抽无回血，可能的原因是

A.针头刺入皮下

B.针头斜面紧贴血管内壁

C.针头斜面一半在血管外

D.针头刺入过深，穿破对侧血管壁

E.静脉痉挛

54.静脉注射推药时，**错误**的做法是

A.再次核对所用药物

B.随时观察病人有无不适

C.使病人保持舒适位置

D.快速推注药液

E.固定针栓

55.有关无痛注射正确的叙述是

A.刺激性强的药物做深部注射

B.推注药物的速度要匀而快

C.取侧卧位，上腿弯曲

D.刺激性强的药物先注射

E.病人注意力要集中

56.下列哪类药物服用后需多饮水

A.磺胺类药

B.健胃药

C.助消化药

D.止咳糖浆

E.铁剂

57.大量输注库存血后要防止发生

A.低血钾和低血钠

B.酸中毒和高血钾

C.酸中毒和低血钾

D.碱中毒和高血钾

E.碱中毒和低血钾

58.溶血反应发生时，护士首先应

A.静脉滴注4%碳酸氢钠

B.皮下注射肾上腺素

C.测量血压及尿量

D.立即停止输血

E.通知医生

59.输血引起枸橼酸钠中毒反应的表现是

A.血管神经性水肿伴呼吸困难

B.呼吸困难、咳粉红色泡沫样痰

C.手足抽搐、心率缓慢、出血倾向

D.四肢麻木、腰背剧痛、胸闷

E.寒战、发热、恶心、呕吐

60.中分子右旋糖酐的主要作用是

A.降低血液黏稠度，改善微循环

B.补充营养和水分，减轻水肿

C.供给热能，保持酸碱平衡

D.补充蛋白质，改善循环

E.提高血浆胶体渗透压

61.病人，男性，34岁。急性肺炎，在使用青霉素后发生过敏反应，出现面色苍白，出冷汗，发绀，血压下降等循环衰竭症状的原因是

A.胃肠道平滑肌痉挛

B.呼吸道分泌物增多

C.中枢神经系统缺氧

D.皮肤血管收缩

E.周围血管扩张

62.病人，女性，30岁。因乙型肝炎入传染科住院隔离治疗，限制其活动。该病人活动受限是属于

A.焦虑造成活动无力

B.运动系统功能受损

C.社会因素的需要

D.治疗措施需要

E.疾病影响机体活动

二、以下提供若干个案例，每个案例下设若干个考题，请根据各考题题干所提供的信息，在每题下面A、B、C、D、E五个备选答案中选择一个最佳答案，并在答题卡上将相应题号的相应字母所属的方框涂黑。

（63~65题共用题干）

病人，男性，50岁。2小时前因突感胸闷、胸骨后疼痛就诊。心电图显示有急性前壁心肌缺血，收入院治疗。护理体检：神志清，合作，心率108次/分，律齐。

63.病人在住院过程中，床边摆满了亲朋好友送来的鲜花，使他得到了

A.生理的需要

B.安全的需要

C.爱与归属的需要

D.尊重的需要

E.自我实现的需要

64.病人目前需满足的需要是

A.生理的需要

B.安全的需要

C.爱与归属的需要

D.尊重的需要

E.自我实现的需要

65.责任护士将病人安置在离治疗室距离较近的床位，告诉其生命体征正常，一切都在监测之中，请病人安心

休息，这是为了满足病人的
A.生理的需要
B.安全的需要
C.爱与归属的需要
D.尊重的需要
E.自我实现的需要

（66~68题共用题干）

病人，男性，22岁。近日来感觉身体极度不适，伴发热，遂入院治疗。入院当日体温最高时达39.4℃，最低时为37.6℃。

66.此种发热的热型为
A.稽留热
B.弛张热
C.间歇热
D.回归热
E.不规则热

67.该热型常见的疾病为
A.肺炎链球菌性肺炎
B.伤寒
C.癌症
D.疟疾
E.风湿热

68.护理该病人时，护士为其测量体温的间隔时间是
A.2小时
B.4小时
C.6小时
D.8小时
E.12小时

（69~70题共用题干）

病人，男性，40岁。因车祸致脑外伤，出现昏迷。为保证营养的供给，需要长期鼻饲，去枕平卧位，准备接受插胃管。

69.胃管的更换时间是
A.乳胶胃管每天更换1次，硅胶胃管每周更换1次
B.乳胶胃管每周更换1次，硅胶胃管每月更换1次
C.乳胶胃管每周更换1次，硅胶胃管每月更换2次
D.乳胶胃管每周更换2次，硅胶胃管每月更换1次
E.乳胶胃管每天更换1次，硅胶胃管每月更换2次

70.为其插胃管至15cm时，应采取的保护措施是
A.使病人头后仰便于胃管插入
B.让病人取右侧卧位使插管顺利
C.将病人头托起，使下颌骨靠近胸骨柄
D.将病床床头摇起，使病人呈半坐卧位
E.使病人头偏向护士一侧方便胃管插入

（71~73题共用题干）

病人，男性，64岁。突然出现胸骨后压迫性疼痛并放射到左肩和左侧小指，不能忍受，面色苍白、出冷汗、心率快，心电图可见ST段压低、T波倒置，使用消心痛5分钟后疼痛缓解。

71.对病人进行健康指导，**错误**的是
A.宜摄入低脂肪低胆固醇食物
B.不宜饮浓茶，避免刺激性食物
C.病情缓解期可适当参加活动
D.食物中宜高糖、适量纤维素
E.宜平时携带保健药盒以备急用

72.引起病人疼痛的原因是
A.温度刺激
B.物理损伤
C.化学损伤
D.病理改变
E.心理因素

73.病人的疼痛属于世界卫生组织（WHO）对疼痛程度分级的
A.0级
B.1级
C.2级
D.3级
E.4级

（74~75题共用题干）

病人，男性，27岁。急性细菌性肠炎1天未进食，医嘱静脉输液：5%GS1000ml、0.9%NaCl500ml、VitB$_6$、VitC、KCl。

74.该病人静脉输液的最主要目的是
A.治疗与补充血容量
B.治疗与纠正酸中毒
C.治疗与补充水分、电解质
D.补充血容量与纠正渗透压
E.供给热量与补充电解质

75.输液的注意事项中，**不正确**的是
A.茂菲管液面过高，拔出液体瓶内针头降低液面
B.茂菲管内液面保持1/2~2/3满
C.氯化钾输入出现疼痛时减慢滴速
D.更换液体时严格无菌操作
E.按照先盐后糖的顺序

（76~77题共用题干）

病人，女性，因脑挫裂伤入院2天，呈持续睡眠状态，可被唤醒，能够简单回答问题，但反应迟钝，随后又很快入睡。

76.该病人的意识障碍程度为

A.嗜睡

B.意识模糊

C.昏睡

D.浅昏迷

E.深昏迷

77.该病人重点观察的内容是

A.体温

B.脉搏

C.呼吸

D.血压

E.神志

（78~79题共用题干）

病人，女性，45岁。在为果树喷洒敌百虫农药时，出现头痛、无力、恶心、呕吐、腹痛、腹泻等中毒症状，被急送入院，医护人员立即给予洗胃。

78.洗胃过程中，护士发现有血性液体流出，同时病人腹痛加剧，此时正确的做法是

A.观察的同时继续洗胃

B.继续缓慢洗胃

C.快速洗胃

D.立即停止洗胃

E.休息片刻，继续洗胃

79.应选择的洗胃溶液是

A.蛋清水

B.4%碳酸氢钠

C.淡石灰水

D.1：15000~1：20000高锰酸钾溶液

E.5%醋酸

（80~81题共用题干）

病人，男性，59岁。病人在家时排便正常，但入院后4天没有排便，饮食正常。

80.遵医嘱给予开塞露治疗，**不正确**的是

A.为保护病人隐私，用屏风遮挡，拉好窗帘

B.减去封口后，先挤出少许液体润滑开口处

C.病人取左侧卧位

D.轻插入肛门后将药液全部挤入直肠

E.嘱病人无须保留，可立即排便

81.开塞露的作用机制是

A.在肠道内吸收水膨胀后，增加肠内容物的容积

B.在肠腔维持高渗透压，防止肠内盐和水分的吸收

C.润滑软化粪便，减少肠内水分被吸收

D.使黏膜通透性增加，使电解质和水向肠腔渗透

E.刺激十二指肠分泌缩胆囊肽，促进肠分泌肠液和蠕动

（82~83题共用题干）

病人，女性，68岁。直肠癌，拟行直肠癌根治术，医嘱手术前肠道准备

82.采用口服甘露醇法清洁肠道，术前何时口服

A.术日清晨

B.术前1日清晨

C.术前1日中午

D.术前1日下午

E.术前1日晚上

83.甘露醇与葡萄糖的量为

A.20%甘露醇500ml+5%葡萄糖500ml

B.20%甘露醇500ml+5%葡萄糖1000ml

C.20%甘露醇500ml+10%葡萄糖500ml

D.20%甘露醇500ml+10%葡萄糖1000ml

E.20%甘露醇500ml+25%葡萄糖500ml

（84~86题共用题干）

病人，男性，32岁。因脑外伤入院。神志不清，查体：T 39.8℃，P 65次/分，R 16次/分，BP 160/90mmHg，医嘱给予降温，静脉滴注甘露醇。

84.此时最主要的降温方式是

A.乙醇拭浴

B.温水拭浴

C.腋窝置冰袋

D.头部戴冰帽

E.腹股沟置冰袋

85.此时降温的主要目的是

A.减轻充血

B.减轻出血

C.减轻脑水肿

D.促进炎症局限

E.加速神经冲动传导

86.为该病人降温时应注意将肛温维持在

A.33℃左右

B.34℃左右

C.35℃左右

D.35.5℃左右

E.36℃左右

三、以下提供若干组考题，每组考题共同使用在考题前列出的A、B、C、D、E五个备选答案。请从中选择一个与考题关系最密切的答案，并在答题卡上将相应题号的相应字母所属的方框涂黑。每个备选答案可能被选择一次、多次或不被选择。

（87~89题共用备选答案）

A.5°

B.15°~30°

C.30°~40°

D.50°~60°

E.90°

87.皮内注射法的进针角度

88.皮下注射法的进针角度为

89.肥胖病人进行静脉注射时的进针角度为

（90~91题共用备选答案）

    A.有关个人对生活环境反应的判断

    B.有关个人对医疗技术反应的判断

    C.个人、家庭、社区对健康问题反应的判断

    D.个人身体病理生理变化的判断

    E.有关个人对生命照顾反应的判断

90.护理诊断阐述的是

91.医疗诊断阐述的是

（92~93题共用备选答案）

    A.心理评估

    B.病理评估

    C.认知评估

    D.感知评估

    E.社会评估

92.对病人进行思想、情感、动机、精神状态、人格类型、应激水平的评估属于

93.对病人进行人际关系、经济状况、生活方式的评估属于

（94~95题共用备选答案）

    A.浓集红细胞

    B.洗涤红细胞

    C.红细胞悬液

    D.白细胞浓缩悬液

    E.血小板浓缩悬液

94.免疫性溶血性贫血病人适宜输入的成分血是

95.适用于战地急救的成分血是

（96~98题共用备选答案）

    A.细菌总数 ≤10CFU/cm³

    B.细菌总数 ≤100CFU/cm³

    C.细菌总数 ≤200CFU/cm³

    D.细菌总数 ≤400CFU/cm³

    E.细菌总数 ≤500CFU/cm³

96.Ⅰ类区域空气卫生学标准为

97.Ⅱ类区域空气卫生学标准为

98.Ⅲ类区域空气卫生学标准为

（99~100题共用备选答案）

    A.层流洁净手术室

    B.急诊室

    C.产房

    D.传染病房

    E.化验室

99.属于Ⅳ类环境的是

100.属于Ⅱ类环境的是

答案与解析

序号	1	2	3	4	5	6	7	8	9	10
答案	A	E	D	A	B	C	A	D	A	D
序号	11	12	13	14	15	16	17	18	19	20
答案	D	B	E	B	D	A	D	C	D	B
序号	21	22	23	24	25	26	27	28	29	30
答案	E	A	D	E	E	B	B	C	C	A
序号	31	32	33	34	35	36	37	38	39	40
答案	A	A	E	E	D	E	E	C	A	A
序号	41	42	43	44	45	46	47	48	49	50
答案	B	B	E	A	B	B	A	D	C	A
序号	51	52	53	54	55	56	57	58	59	60
答案	A	A	A	D	A	A	B	D	C	E
序号	61	62	63	64	65	66	67	68	69	70
答案	E	D	C	A	B	B	E	B	B	C
序号	71	72	73	74	75	76	77	78	79	80
答案	D	D	D	C	A	A	E	D	D	E
序号	81	82	83	84	85	86	87	88	89	90
答案	C	D	B	D	C	A	A	C	C	C
序号	91	92	93	94	95	96	97	98	99	100
答案	D	A	E	B	C	A	C	E	D	C

1.解析：输血完毕后输血袋应保存24小时后再处理。

2.解析：整体护理是以人为中心，以护理程序为基础，以现代护理观为指南，对人实施从生理、心理和社会各个方面的护理，从而使人达到最佳健康状况。

3.解析：气性坏疽、铜绿假单胞菌感染病人换药后的敷料应用燃烧法消毒灭菌。

4.解析：空气进入静脉，随血流经右心房到达右心室，如空气量大，则在右心室内阻塞肺动脉入口，使血液不能进入肺内，引起严重缺氧，甚至死亡。

5.解析：长期留置导尿管的病人如出现尿液浑浊，沉淀或结晶，应及时进行膀胱冲洗。

6.解析：挤压呼吸气囊，每次可将500ml气体挤入肺内。

7.解析：心肺复苏中断时间不能超过5秒，应在按压吹气间隙换人。

8.解析：优质蛋白质主要来源于肉类、蛋类和豆类。

9.解析：内源性感染（自身感染）是指当机体免疫力低下时，寄居在病人体内的正常菌群引起的感染。

10.解析：一般用冷时间为15~20分钟。时间过长可引起继发效应。

11.解析：对于病人主观资料的记录应用病人的原话，并加引号。选项A、E均为他人的陈述，选项B、C为病人家属的陈述，因此本题选D。

12.解析：初级卫生保健指主要由基层卫生人员提供居民必需的保健服务。初级卫生保健一般由社区卫生工作者承担。

13.解析：健康宣教资料属于语言性沟通。

14.解析：钙的生理功能：①是构成骨骼和牙齿的重要成分。②调节心脏和神经的传导以及肌肉的收缩。③参与凝血过程。④是多种酶的激活剂。⑤降低毛细血管和细胞膜的通透性。

15.解析：冠心病病人舌下给药时宜采取半卧位，因为半卧位时，可使回心血量减少，减轻心脏负担，使心肌供氧相对能满足自身需要，从而缓解心绞痛。

16.解析：美籍奥地利生物学家贝塔朗菲于1937年第一次提出"一般系统论"的概念。

17.解析：高效化学消毒剂包括环氧乙烷、过氧乙酸、甲醛、戊二醛、含氯消毒剂等。

18.解析：凡未被病原微生物污染的区域称为清洁区。如更衣室、值班室、消毒室、配膳室及库房等。

19.解析：漏斗胃管洗胃法是利用虹吸原理，将洗胃溶液灌入胃内再抽吸出来的方法。

20.解析：湿热敷时，病人开始感觉敷布非常热，后来以同样的温度再接触到患处时，病人又不觉得敷布很热，这属于生理适应。

21.解析：主动－被动型模式适用于昏迷、全身麻醉未清醒、婴儿、精神性疾病等病人。

22.解析：酒精擦拭的禁忌部位包括枕后、心前区、腹部、足底。

23.解析：铺好的无菌盘24小时内有效并注明铺盘日期及时间，铺无菌盘时双手捏住治疗巾上层两角外面下拉覆盖无菌物品，折叠治疗巾上层呈扇形开口边缘向外放入无菌物品，用无菌持物钳取出无菌治疗巾后将剩余无菌治疗巾包好注明开包日期和时间。

24.解析：最佳健康模式更多地强调促进健康与预防疾病的保健活动，而非单纯的治疗活动。

25.解析：护士的首要职责是为病人提供照顾。

26.解析：人的基本需要层次的顺序并不是固定不变的，而是可以互相颠倒的。

27.解析：濒死期病人听觉最后消失。

28.解析：护士给药时应以高度责任感和严谨工作作风，严格做好查对，避免出现差错。

29.解析：护士可以人的基本需要层次论为依据预测病人尚未表达的需要。

30.解析：通过交谈法收集资料时护士切忌打断病人的话题，但是当病人离题时，护士应善意地把病人引到主题上来，而不是让病人畅所欲言。

31.解析：护士为病人行导尿术时未用屏风遮挡，侵犯了病人的隐私权。

32.解析：病人作胃镜检查后得知患了胃癌，出现否认、愤怒等异常心理反应，这是心理防御机制的表现，护士不应将病人的迁怒行为个体化。

33.解析：库存血在4℃的冰箱内可保存2~3周，适用于各种原因引起的大出血。

34.解析：支持教育系统是病人有能力执行或学习自理方法，但必须在护士的帮助下完成，主要适用于慢性病病人和文化层次高者。

35.解析：记录资料时，主观资料的记录应用病人的原话，客观资料的记录应用医学术语，记录时应避免护士的主观判断，记录应准确、全面、简洁。

36.解析：容易氧化和遇光变质的药物应装在有色密封瓶中，放在阴冷处或用黑纸遮盖。如维生素C、盐酸肾上腺素、氨茶碱等。

37.解析：牛奶、蛋清水、镁乳可用于抢救误服硫酸中毒的病人。

38.解析：为伤寒病人灌肠时，溶液不得超过500ml，液面距肛门不得超过30cm。

39.解析：氧气雾化吸入时，应当将药物用蒸馏水稀释或溶解药物在5ml以内，注入雾化器，吸气时以手指按住出气口，同时深吸气，可使药液充分达到支气管和肺内，吸气后再屏气1~2秒，则效果更好，呼气时，手指移开出气口，以防药液丢失。

40.解析：采集血气分析样本，血液抽出后立即用小橡皮密封针头、隔绝空气，并使用肝素抗凝。

41.解析：舌下给药硝酸甘油时，将药片置于舌下，任其自然溶解，不可嚼碎吞下。

42.解析：持物镊在消毒液中浸泡时，镊子前部浸泡在液面下的部分长度为持物镊的一半。

43.解析：无菌物品一经取出，即使未用也不可放回无菌容器内。

44.解析：献血者在采血前4小时内不宜吃高蛋白质、高脂肪的食物，可饮糖水或仅用少量清淡饮食，以免血中含致敏物质。

45.解析："三查"是指操作前、操作中和操作后查，"七对"是指对床号、对姓名、对浓度、对剂量、对用法和对时间。

46.解析：2岁以下婴幼儿因臀部肌肉发育不完善，注射臀大肌有损伤坐骨神经的危险，应选用臀中肌、臀小肌注射。

47.解析：病人一旦发生过敏性休克，应立即停药，协助病人平卧，遵医嘱皮下注射盐酸肾上腺素0.5~1ml。

48.解析：破伤风抗毒素皮试药液浓度为150IU/ml。

49.解析：每次吸痰时间不超过15秒，以免病人缺氧。

50.解析：护士取药时，应首先核对药物的标签，确保药物准确。

51.解析："qid"的中文含义是每天4次。

52.解析：多种药物同时注射时，应先注射无刺激性或刺激性较弱的药物，再注射刺激性强的药物。

53.解析：静脉注射时如针头刺入皮下，未进入血管内，病人会出现局部疼痛、肿胀明显，抽无回血。

54.解析：静脉注射推药时，不宜快速推药。

55.解析：护士应掌握无痛注射技术，注射时做到"二快一慢"（进针和拔针快，推药液慢）；注射刺激性强的药物针头宜粗长，且进针要深；同时注射几种药液，注意配伍禁忌，一般应先注射无刺激性或刺激性弱的药物，再注射刺激性强的药物，且推药速度宜慢，以减轻疼痛。

56.解析：磺胺类药由肾脏排出，尿少时易析出结晶堵塞肾小管，因此应多饮水。

57.解析：库存血中含有大量枸橼酸钠，大量输注后会出现酸中毒，而输注中血细胞破裂释放大量的钾离子使血钾升高。

58.解析：一旦发生溶血反应应立即停止输血，并保留余血重新做血型鉴定。

59.解析：枸橼酸钠中毒时病人出现手足抽搐、有出血倾向、血压下降、心率缓慢，心室颤动，甚至发生心搏骤停。

60.解析：中分子右旋糖酐可扩充血容量；低分子右旋糖酐可降低血液黏稠度，改善微循环。

61.解析：发生青霉素过敏性休克时，释放了一系列活性物质，周围血管扩张，导致有效循环血量不足，病人出现面色苍白、冷汗、发绀、脉细弱、血压下降等循环衰竭的症状。

62.解析：乙型肝炎病人入住传染科进行隔离治疗，一方面是避免传染，另一方面减少活动可减轻肝脏负担，利于疾病的恢复。

63~65.解析：心肌梗死的病人因突感胸闷、胸骨后疼痛就诊，因此入院后首先应满足的是生理需要，即解除疼痛；病人住院期间亲朋好友看望病人，送来鲜花，是为了满足病人爱与归属的需要；病人病情好转后，护士告诉其生命体征正常，一切都在监测之中，这是为了满足病人安全的需要。因此63题选C，64题选A，65题选B。

66~68.解析：该病人当日体温最高时达39.4℃，最低时为37.6℃，相差1℃以上，因此属于弛张热；弛张热多见于风湿热；针对高热的病人应每4小时测量一次体温。

69~70.解析：为昏迷病人插胃管至15cm时，应将病人头托起，使下颌骨靠近胸骨柄，增大咽喉部通道的弧度，有利于胃管顺利进入食管。胃管应定期更换，乳胶胃管每周更换1次，硅胶胃管每月更换1次。因此69题选B，70题选C。

71~73.解析：心绞痛的病人因为冠状动脉狭窄，心肌缺血缺氧产生酸性代谢产物刺激神经产生疼痛，属于病理因素引起疼痛。该病人疼痛剧烈，不能忍受，属于3级疼痛。心绞痛的病人应给予低热量、适量纤维素饮食。因此，71题选D，72题选D，73题选D。

74~75.解析：上述病人因细菌性肠炎1天未进食，入院后补充5%GS1000ml、0.9%NaCl500ml，主要目的是补充水、电解质。当茂菲管液面过高时，应倒转输液瓶，让茂菲管液面缓慢下降。因此74题选C，75题选A。

76~77.解析：病人呈持续睡眠状态，可被唤醒，醒后能够简单回答问题，但反应迟钝，随后又很快入睡，考虑为嗜睡。针对脑挫裂伤病人，护士应重点观察病人的神志。因此76题选A，77题选E。

78~79.解析：洗胃时病人出现血性液体流出，腹痛加剧，考虑胃穿孔，一旦发生应立即停止洗胃。敌百虫农药中毒时，可选择1%盐水、清水洗胃或1:15000~1:20000高锰酸钾洗胃。因此78题选D，79题选D。

80~81.解析：开塞露解除便秘的机制是润滑软化粪便，减少肠内水分被吸收，促进排便。使用开塞露后，应保留一段时间后再排便。因此80题选E，81题选C。

82~83.解析：利用口服甘露醇清洁肠道时，术前1天进流质饮食，术前1天下午2:00~4:00口服20%甘露醇500ml+5%葡萄糖液1000ml混匀，一般服后15~20分钟即可反复排便。因此82题选D，83题选B。

84~86.解析：脑外伤的病人体温39.8℃时可使用头部降温，从而降低脑部耗氧量，减轻脑水肿。头部降温时，肛温应维持在33℃左右。84题选D，85题选C，86题选A。

87.解析：皮内注射法的进针角度为5°。

88.解析：皮下注射法的进针角度为30°~40°，不超过45°。

89.解析：一般病人静脉注射时的角度为15°~30°，肥胖病人进行静脉注射时的进针角度为30°~40°。

90.解析：护理诊断是对个体或人群的健康问题或生命过程的现存的、潜在的或健康的反应的判断。

91.解析：医疗诊断是用来确定个体的具体疾病或病理状态，侧重对疾病病因、病理生理变化等的临床判断。

92.解析：对病人进行思想、情感、动机、精神状态、人格类型、应激水平的评估属于心理评估。

93.解析：对病人进行人际关系、经济状况、生活方式的评估属于社会评估。

94.解析：洗涤红细胞是指红细胞经生理盐水洗涤后，再加入适量生理盐水，用于免疫性溶血性贫血病人。

95.解析：红细胞悬液适用于战地急救、中小手术病人。

96~98.解析：Ⅰ类区域空气细菌总数≤10CFU/cm³，Ⅱ类区域空气细菌总数≤200CFU/cm³，Ⅲ类区域空气细菌总数≤500CFU/cm³。

90~100.解析：医院环境分为Ⅰ、Ⅱ、Ⅲ和Ⅳ。Ⅰ类：层流洁净手术室、层流洁净病房；Ⅱ类：普通手术室、产房、婴儿室、早产儿室、普通隔离室、供应室、无菌区、烧伤病房和重症监护病房；Ⅲ类：儿科病房，妇产科检查室、注射室、换药室、治疗室、供应室、清洁区、急诊抢救室、化验室、各类普通病房；Ⅳ类：传染科及病房。